Birgita Ahmed

Kleine Schule

der

Empfindsamkeit

- Ein Herzensweg -

Originalausgabe

erschienen im Asten Verlag GmbH, Arnsberg.

© 1997 by Birgita Ahmed, Schmallenberg (Herausgeber)

Fotos: Barbara Anneser

Alle Rechte vorbehalten.

Das Werk einschließlich aller seiner Teile ist urheberrechtlich geschützt.

Jede Verwertung ist ohne Zustimmung des Herausgebers unzulässig und strafbar.

Das gilt insbesondere für Vervielfältigungen. Übersetzungen,

Mikroverfilmungen und die Einspeicherung und Verbreitung in elektronischen Systemen.

Gesamtherstellung: Asten Verlag GmbH, Arnsberg.

Herstellung: Books on Demand GmbH

ISBN 3-8311-1259-2

Anmerkungen zur 2. Auflage

Die erste Auflage

Die erste Auflage umfasste 500 Stück und erschien in einem Verlag
am Rande des Sauerlands: Das Papier war wertvoll, der Druck teuer
und aufwändig – auch oder insbesondere für mich als Autorin.

Die zweite Auflage

ist anders konzipiert, sie besteht aus vielen kleinen Auflagen.
Jedesmal werden bei einer Nachfrage 1-xxx Bücher gedruckt.

Ein phantastisches System: für mich als Autorin kein Eigenrisiko –
für den Verlag und mich gute Vertriebsmöglichkeiten über das Internet. Für
mich als Seminarleiterin ist die Menge, die ich benötige, jederzeit abrufbar.
Natürlich: Wo Licht ist, muss es einen Schatten geben, sonst könnten wir
das Licht nicht als Licht erkennen.
Die Druckqualität des Buches ist nicht optimal – SORRY.

HALLELUJA
LA ELHA ELLALA
OM TARE TU TARE SUAHE

Danksagungen

- Meiner inneren Führerin Amrei
- Meiner früheren Meditationsleiterin Helena
- Meiner Mum – meinem Paps
- Meinen Kiddys – Tanwir, Amina, Jasmin
- Meinen Freundinnen – Gabriele und Astrid
- Meiner früheren Partnerin Margot
- Meinem früheren Ausbildungsleiter Prof. Dr. Roque Lobo
- Meinem liebsten Freund/Partner Wolfgang
  denn keiner kann mich, aus einem diagonal
  entgegengesetzten Blickwinkel heraus,
  besser verstehen als er.

In den alten indischen Schriften haben Weise und Philosophen das Leben mit einem Wagen verglichen, den zwei Pferde - das materielle und das spirituelle - ziehen.

Der Wagen symbolisiert den Körper, der fahrende Insasse ist die Seele, der Kutscher wird als Geist verstanden, der mit Hilfe der Zügel, dem Intellekt und der Intuition, die beiden Pferde im Gleichklang halten soll.

Ich wünsche mir, mit diesem Buch einen kleinen Beitrag dazu zu leisten, das aus dem Gleichgewicht gekommene Pferdegespann zu harmonisieren.

Für mich ist dieses Ungleichgewicht mit einer Störung des spirituellen Pferdes und dem Verlust des Vertrauen auf die eigene Intuition verbunden, wobei in meinen Augen der alltägliche Schlüssel für ein harmonisches Gleichgewicht die Empfindsamkeit ist.

Diese Empfindsamkeit beruht auf dem individuellen Mut, sein Herz zu öffnen, seine Grenzen zu spüren und auszudrücken und sich in den Fluß des Lebens zu wagen.

Ich habe dieses Besinnungs-Übungsbuch nach Wochentagen angeordnet, da die Woche eine zyklische, sich wiederholende Einheit ist, in der jeder einzelne Wochentag nach meinem Verstehen seinen besonderen Charakter, seine einmalige Chance hat.

In der tiefen Hoffnung, daß es mir gelingt, Sie in diesen Zyklus einzubinden und Ihnen das Verstehen der seelischen Entwicklung als eine sich dem Licht entgegenwindende Spirale nahe zu bringen, habe ich dieses Buch geschrieben.

Jeder Tag unterteilt sich in eine Tagesreflexion, eine Übung aus dem Bereich des Yogas und eine Besinnung, die Sie auch über die CD in vollkommener Entspannung erleben können.

In den nun folgenden Seiten nehme ich mir die Freiheit, von dem distanzierten "Sie" zu dem persönlichen "Du" zu wechseln, um "Sie">"Dich" in Deinen tieferen Strukturen erreichen zu können.

Dankbar setze ich Dein stilles Einverständnis voraus.

Achte gut auf diesen Tag

Achte gut auf diesen Tag
denn er ist das Leben
das Leben allen Lebens
in seinem kurzen Ablauf
liegt alle Wirklichkeit
und Wahrheit des Daseins
die Wonne des Wachsens
die Größe der Tat
die Herrlichkeit der Kraft
denn das Gestern ist nichts
als ein Traum
und das Morgen nur
eine Vision
das Heute jedoch - recht gelebt -
macht jedes Gestern
zu einem Traum voller Glück
und jedes Morgen
zu einer Vision voller Hoffnung
drum
achte gut auf diesen Tag

(Sinnspruch aus dem Sanskrit)

Montag

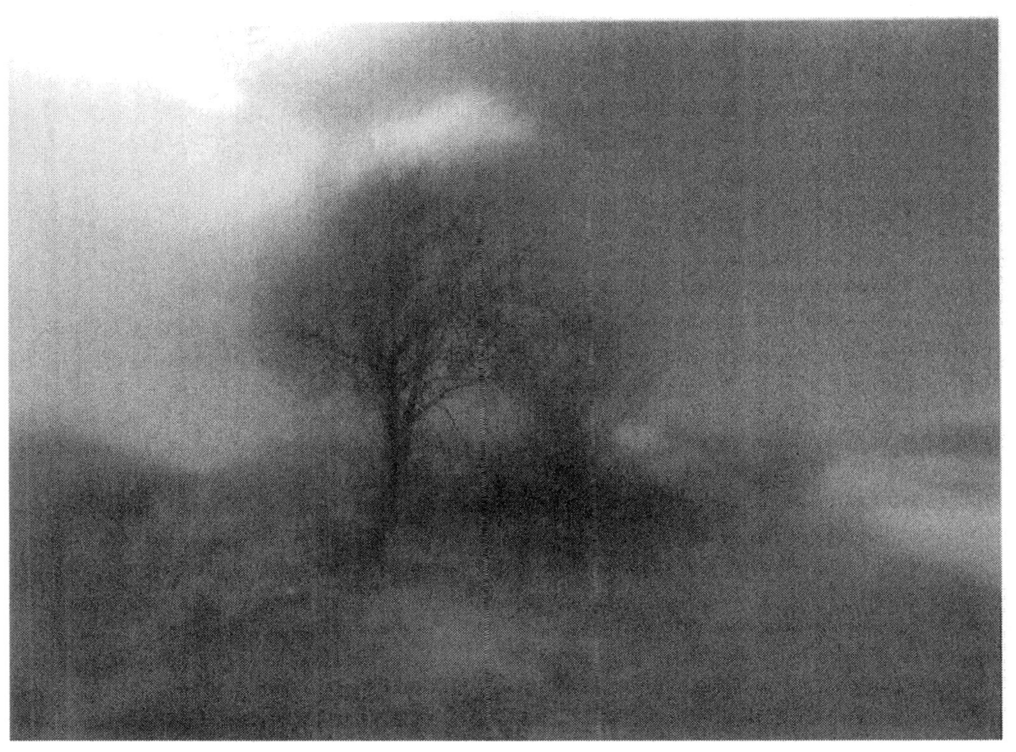

Alles ist vollkommen, aber es gibt noch genügend Raum für Verbesserungen.

(Zen Meister Suzuki Roshi)

Montag ist der erste Tag einer unberührten Woche.

Bevor Du in diese Woche hineinspringst, nimm Dich für eine Weile zurück
und lasse sie in der Vorausschau an Dir vorüberziehen.

Versuche, Dich innerlich zu strukturieren, indem Du Dir folgende Fragen
stellst:

"Gibt es in dieser Woche entscheidende Termine?
Wie möchte ich mich innerlich und äußerlich darauf vorbereiten?"

"Ist die Woche gekrönt durch eine Feier?
Was kann mein innerlicher und äußerlicher Beitrag dazu sein?"

"Welche menschlichen Begegnungen sind in dieser Woche geplant?
Habe ich etwas zu klären?
Wie lasse ich mich mit diesem Menschen auf einen wahrhaften Austausch
ein?"

Das ist die Vorausschau auf der einen Seite, und auf der anderen Seite ist
jeder einzelne Tag von Bedeutung. Denn jeder einzelne Tag, jeder Moment,
ja, jeder Atemzug ist Dein Leben.

Ist es nicht die Kunst des Lebens, auf der einen Seite die Planung zielstre-
big zu
verfolgen, auf der anderen Seite in jedem einzelnen Moment achtsam zu
sein und schließlich beide Seiten harmonisch und gelassen miteinander zu
verbinden?

Es kann Dir helfen, den Satz

"In der Ruhe liegt die Kraft"

in Deinem Bewußtsein zu verankern, indem Du ihn während des Tages
laut, leise, innerlich oder auch singend, durch Dein Herz, Deinen Verstand
und Deinen Körper fließen läßt.

Baum

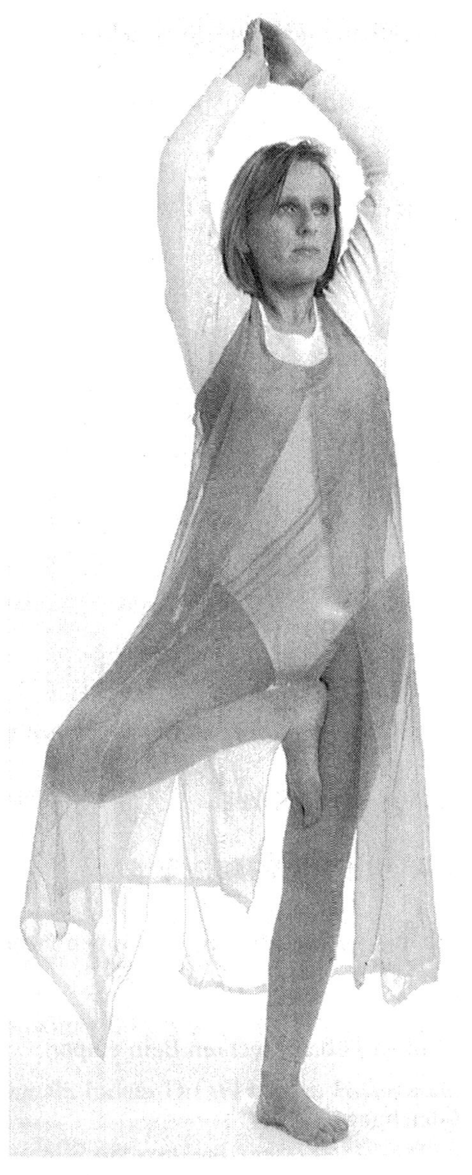

Verwurzelt in der Erde dem Licht entgegenstreben.

Stehe aufrecht und spüre in Deine Füße hinein.

Versuche, die Füße zu öffnen und Wurzeln zu schlagen.

Ziehe die Energie der Erde durch Deine Wurzeln hindurch in Deinen Körper hinein.

Mit Hilfe der Kraft aus der Erde richtest Du Dich auf, öffnest Dein Brustbein.

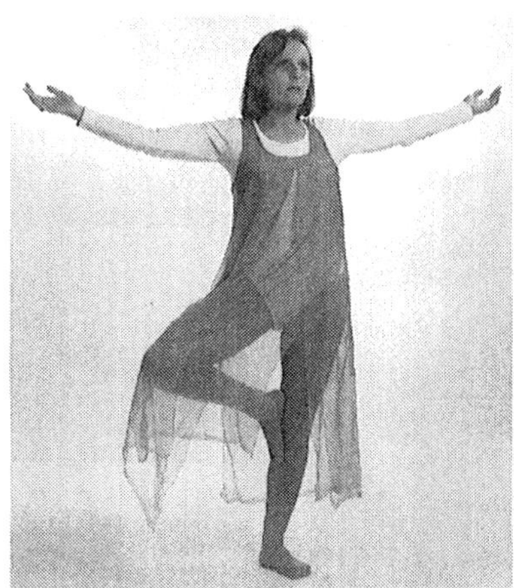

Löse Verspannungen aus dem Schultergürtel, den Armen und den Händen.

Stabilisiere Dich im Bereich des Nabels.

Verlagere das Gewicht auf das rechte Bein.

Suche Dir in Deinem waagrechten Blickwinkel einen Punkt, den Du mit den Augen festhalten kannst.

Ziehe langsam den linken Fuß am rechten Bein empor.

Halte ruhig Dein Gleichgewicht.

Öffne die Arme in einem weiten Bogen, bis sich die Hände über dem Kopf berühren.

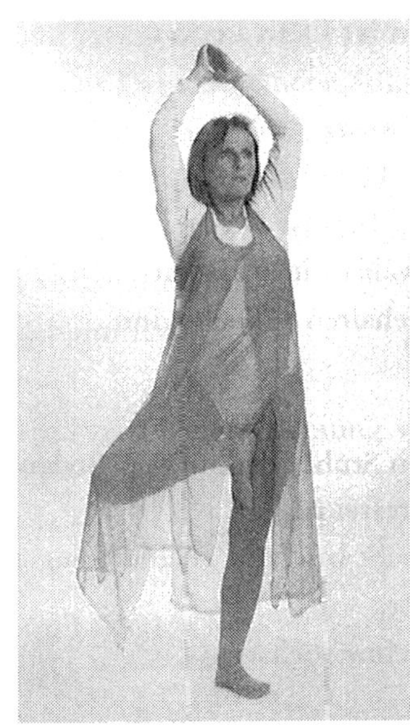

Spüre in die Hände hinein und dehne mit der Einatmung zum Himmel.

Verweile
wie ein Baum
in der Verbindung von Erde zu Himmel.

Atme ruhig und tief.

Fällst Du aus dem Gleichgewicht, so spüre mit beiden Füßen Deine
Verbindung zur Erde.

Lasse die Arme sinken - entspanne.

Versuche dann nocheinmal.

Schließe die Übung ab, indem Du auf beiden Füßen stehend nachspürst.

Lasse dabei die Atmung tief strömen.

Wiederhole das Gleiche auf dem linken Fuß.

Atme, denn atmen ist Dein Leben

Mit dem ersten Atemzug
trittst Du in dieses, Dein Leben.
Mit jedem Atemzug bejahst Du es.
Jeder Atemzug bewahrt die Weisheit
von Loslassen - Innehalten - Neubeginn.

Spüre es:
Setze Dich auf einen Stuhl oder auf den Boden,
so daß Dein Rücken frei ist,
und Du nicht versucht bist, die Trägheit siegen zu lassen,
indem Du nachgibst,
Dir Halt in einer Lehne suchst.

Spüre in Deine Sitzhöcker hinein,
nimm die tragende Verbindung zu Deinem Untergrund wahr.
Mache Dir das Ende Deiner Wirbelsäule, das Steißbein, bewußt.
Sammle Deine Aufmerksamkeit in diesem Punkt.

Langsam wanderst Du mit Deiner Konzentration die
Wirbelsäule empor.
Wirbel für Wirbel nimmst Du Deine
lebendige, bewegliche mittlere Achse wahr.
Dehne die Wirbel auseinander, öffne sie.
Du wächst dem Licht entgegen.

Spüre in das Brustbein hinein,
lasse von dort Weite entstehen, und Du wirst wahrnehmen,
wie die Schultern sich öffnen,
Last kann von den Schultern fallen.
Bleibe eine Weile in diesem Gefühl der Befreiung.

Beobachte mit Deinen inneren Augen Deine Hände.

Sind sie gelassen und geöffnet?
Sei mutig - laß alles aus Deinen Händen fallen.
Und eine aufatmende Entspannung wird frei.
Der Kiefer löst sich, Dein Gesicht wird weich und freundlich.

Nun hast Du alles vorbereitet,
Du bist in Dir angekommen.

Jetzt kannst Du Dich ganz Deiner Atmung widmen.
Beobachte sie:
Sie strömt aus Dir heraus,
Du wirst leer, fällst sogar ein wenig zusammen.
Du gibst nach, Du gibst Dich hin.

Und dann ist es für eine Weile ganz still in Dir.
Nichts scheint sich zu bewegen.

Aus der Tiefe Deines Seins,
aus dem Zentrum unterhalb Deines Nabels,
wächst der neue Einatemimpuls,
wird zur großen Atemwelle,
erfüllt Dich mit Leben, Licht und Liebe,
        mit unendlicher Energie.

Fließend
        ergibt sich ein Atemzug aus dem anderen,
und während Du die Atmung beobachtest,
wirst Du ganz eins mit ihr.
Bleibe in ihr, schwinge mit ihr.
Ruhe, Gelassenheit und Frieden entstehen.

Und ganz selbstverständlich
gleitest Du empor und nimmst den Klang der Sphäre wahr.

Nun kehre langsam zurück.
Nimm Dich in Deinem Körper wahr.

Intensiviere die Einatmung und komme so von Innen nach Außen.

Spüre in Deine Umgebung hinein.

Wenn Du Dich mit ihr verbunden fühlst, öffne langsam die Augen.

Dienstag

Denn die Säulen des Tempels stehen für sich,
und die Eiche und die Zypresse wachsen nicht im Schatten der anderen.

Kahlil Gibran

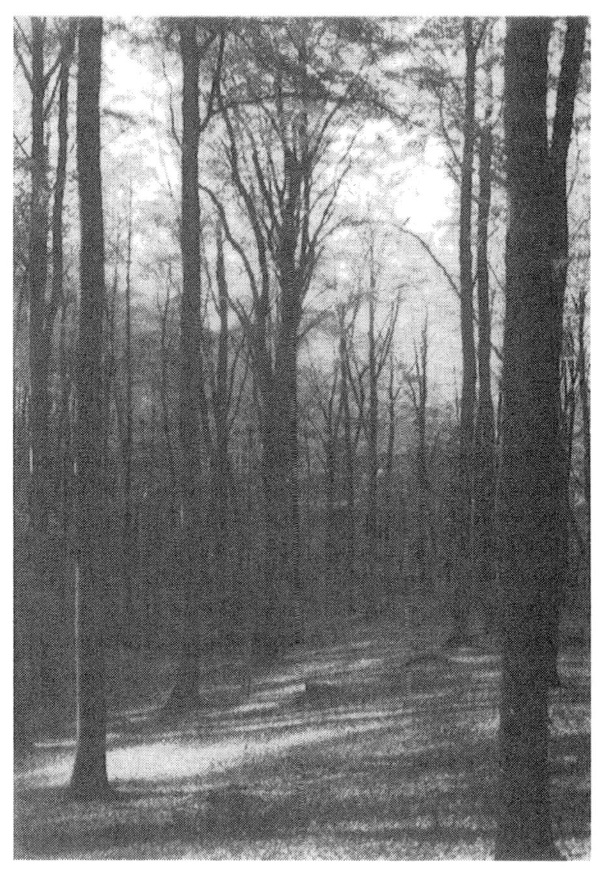

Von der Ehe

Ihr wurdet zusammen geboren, und ihr werdet auf immer zusammen sein.

Ihr werdet zusammen sein,

wenn die weißen Flügel des Todes eure Tage scheiden.

Ja, ihr werdet selbst im stummen Gedenken Gottes zusammen sein.

Aber laßt Raum zwischen euch.

Und laßt die Winde des Himmels zwischen euch tanzen.

Liebt einander, aber macht die Liebe nicht zur Fessel:

Laßt sie eher ein wogendes Meer zwischen den Ufern eurer Seele sein.

Füllt einander den Becher, aber trinkt nicht aus einem Becher.

Gebt einander von eurem Brot, aber eßt nicht vom selben Laib.

Singt und tanzt zusammen und seid fröhlich,

aber laßt jeden von euch allein sein.

So wie die Saiten einer Laute allein sind

und doch von derselben Musik erzittern.

Gebt eure Herzen, aber nicht in des anderen Obhut.

Denn nur die Hand des Lebens kann eure Herzen umfassen.

Und steht zusammen, doch nicht zu nah:

Denn die Säulen des Tempels stehen für sich,

und die Eiche und die Zypresse wachsen nicht im Schatten der anderen.

Kahil Gibran

Dienst - dienen

Beginne den Dienstag mit der Frage:

"Wem diene, wem nütze ich mit meinem Tun und Handeln?
Trage ich zur Verbesserung, zur Heilung der Welt, der Menschen, der
sozialen Strukturen, der Natur bei?"

Du kannst das auch in weitem Zusammenhang betrachten, z. B.,
    dient das Produkt, mit deren Fertigstellung Du beschäftigt bist,
    dem Menschen?
    Ist es nützlich, erfreut es ihn?

Dieser Frage folgt die noch wichtigere in dem Zusammenhang.
Kannst Du "ja" sagen zu dem, was Du tust?
Oder ist der Widerwille so groß, daß es Zeit ist, etwas zu verändern, um
Dich in Dir und Deiner Umwelt zu harmonisieren?

Dienst Du Deinen Mitmenschen durch Klarheit, mit einem "nein" zum
richtigen Zeitpunkt, oder verwässerst Du Eure Kommunikationsfähigkeit
durch Unklarheiten und faule Kompromisse?

Trägst Du zum Frieden bei, indem Du fremdem gegenüber aufgeschlossen
bist, hast Du den Mut, Dich verunsichern zu lassen, ohne zu verhärten?

Jeder Tag ist ein neues Übungsfeld, wir Menschen haben die Chance, in
Mitmenschlichkeit zu wachsen und zu gedeihen.

Kniekuß

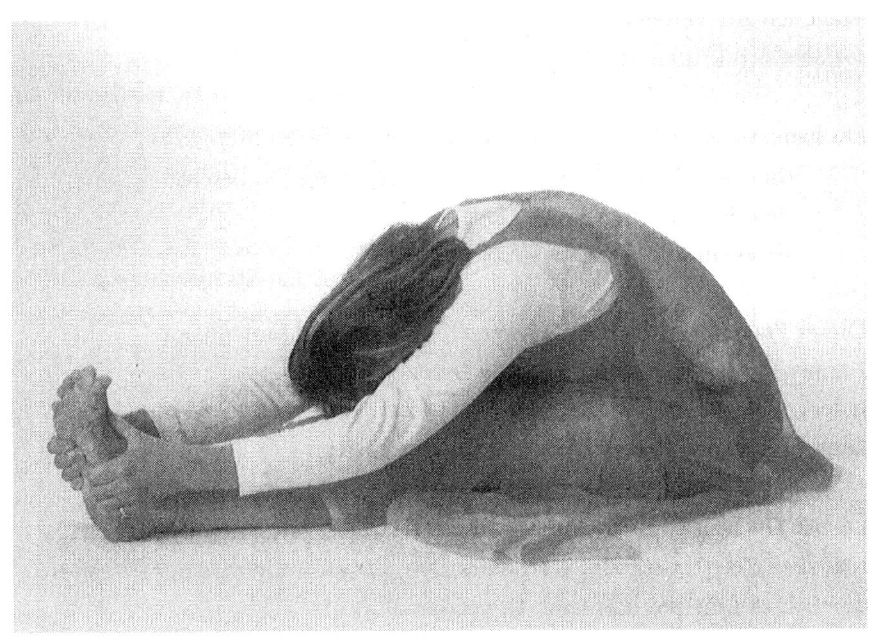

*"Sei dankbar für alles
und liebevoll zu allen Lebewesen"*

(Reiki Lebensregel)

Der Kniekuß

Sitze aufrecht - aufrichtig im Lot Deiner Selbst, spürst Du die Wirbelsäule als lebendige, flexible mittlere Achse. Entspanne die Arme und die Hände, löse die Schultern mit dem Gefühl, "alle Last fällt ab". Entspanne Dein Gesicht von Innen heraus.

Strecke die Beine nach vorn aus.

Die Fersen dehnst Du in die Kreismitte, die Zehenspitzen weisen nach oben.

Spüre, die Knie bewegen sich aufeinander zu, die Unterschenkel drehen sich leicht nach außen und die Oberschenkel leicht nach innen.

Du sitzt im rechten Winkel.

Atme einige Atemzüge ganz in die Tiefe.

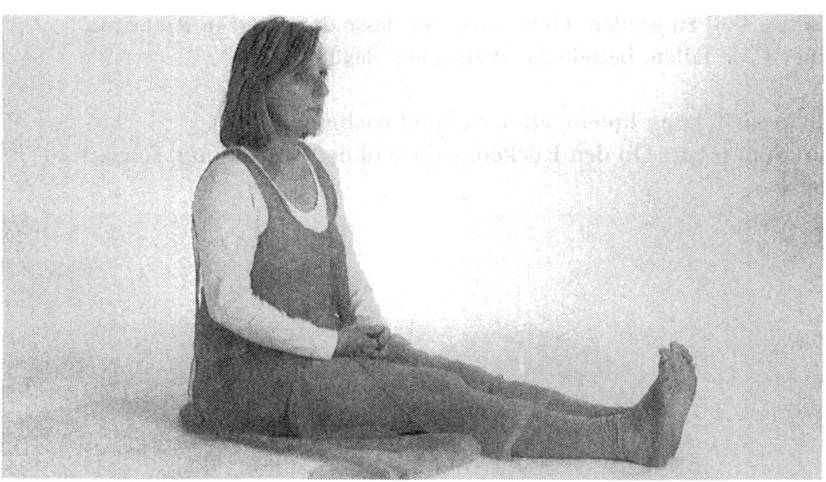

Mit der nächsten langen Ausatmung greifst Du mit den Händen zu den Unterschenkeln, den Fesseln oder den Füßen. Halte dort, wo Du mühelos hinkommst, achte darauf, daß die Beine gestreckt bleiben. Versuche, den Rücken genüßlich zu längen. Mit jedem tiefen Atemzug spürst Du in die Weite der Rippenbögen.

Achte darauf, daß Du im Brustbein nicht zusammenfällst, das Brustbein bleibt geöffnet. Das Weiten des Rückens geht einher mit einer Weite im Brustbein, dem Energiefeld des Herzens.

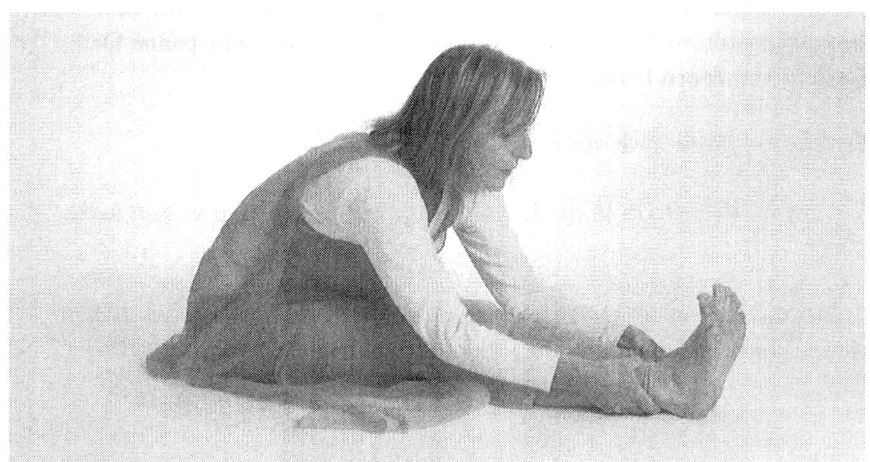

Nun gelingt es Dir, mit den Händen ein wenig weiter unten am Bein oder sogar am Fuß zu greifen. Gebe nach und lasse den Kopf in Richtung Deiner Knie fallen, betone das Ausatmen, das Loslassen.

Falle in die Übung hinein, atme tief und nachgiebig.
Weiterhin dehnst Du den Rücken, jedoch ohne Anspannung, sondern in Hingabe.

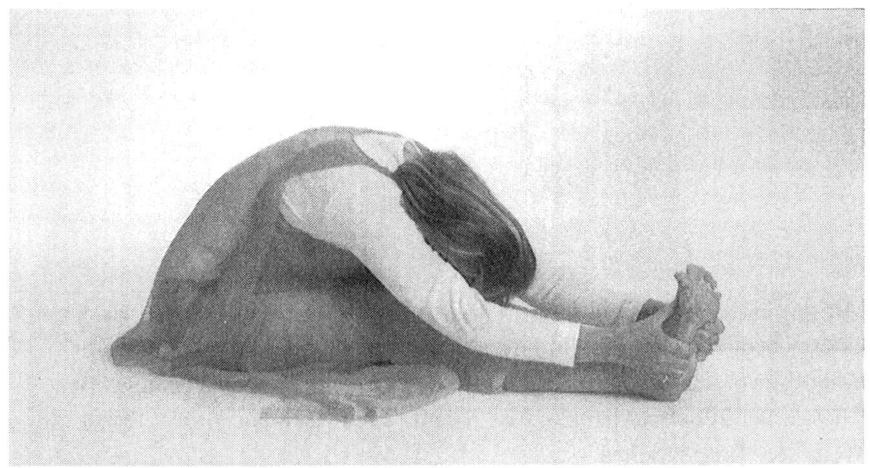

Spürst Du den wahren Aspekt des Dienens? Den Rücken verneigen und
den Kopf locker aus dem Nacken fallen lassen.

Jedoch soll der Rücken nicht gekrümmt sein, und auch das Selbst im
Brustbein bleibt, trotz der vollkommenen Hingabe, geöffnet, - weit - , und
durch tiefe Atmung belebt.

Sobald Du Widerwillen in der Übung spürst, oder einen unerträglichen
Schmerz wahrnimmst, verlasse die Übung langsam und bewußt.

Richte Dich auf, nimm eine entspannte Haltung im Sitzen oder
Liegen wahr.
Spüre den Kniekuß in seiner Wirkung auf Dich nach.

Der Duft von Jasmin

(Geschichte aus "Tausendundeine Nacht")

Lege Dich auf eine Decke, an einem ruhigen Ort. Löse mit Hilfe einer intensiven Ausatmung die Muskeln und die Gelenke.

Gebe Dich eine Weile dem Fluß Deiner Atmung hin, spüre, wie sich der Geist beruhigt.

Reise mit Deiner Phantasie in einen anderen Teil der Erde, in eine orientalische Stadt.

Es ist früh morgens, noch dringt der dunkle Schatten der Nacht in die kleinen Gassen hinein.

Deine Gelenke sind ein wenig schwer und müde. Träge schlenderst Du durch die schmalen Sandstraßen. Noch sind die kleinen Läden geschlossen.

Nur vereinzelt begegnest Du Menschen, manchmal kreuzt sich Dein Blick mit offenen, tiefbraunen, fast schwarzen Augen und hinterläßt einen Hauch von Wärme in Dir.

Ziellos schlenderst Du, gibst Dich Deinem Weg hin, ohne Erwartung.

Da erblickst Du ein kleines, weißgetünchtes Kuppelhaus. Neugierig strebst Du darauf zu.

Vor dem Eingang sitzt ein Mädchen, fast schlafend, an die Wand gelehnt.

Mehrere Blumenketten aus Jasmin liegen in ihrem Schoß. Drei hält sie Dir entgegen, Du nimmst die Blumen an, legst sie um Deinen Hals und bezahlst so viel, daß Dankbarkeit das Gesicht des Mädchens erhellt.

Der süßliche frische Duft der Blumen strömt durch Deine Nase und
verbreitet sich in Deinem ganzen Sein. Müdigkeit verfliegt, Dein Geist
wird wach und klar.

Du betrittst das Haus. In einem Vorraum fordern Dich Waschbecken auf,
Dein Gesicht, Deine Hände und Deine staubigen Füße zu waschen.
Das kalte Wasser vertreibt den letzten Hauch von Müdigkeit. Erfrischt und
barfuß betrittst Du schließlich einen großen Raum der Stille.

Vielleicht setzt ein Aufatemimpuls ein, der Dir aus der Tiefe her vermittelt,
"Ich bin angekommen".

Ein Raum von erhabener Schönheit und einladender Gemütlichkeit breitet
sich vor Dir aus.

Mehrere Kerzen schenken dem Raum ein warmes Licht, frische Blumen
geben dem Raum Lebendigkeit.

Vor Dir breitet sich ein großer, blau-türkisfarbener, schwerer Teppich aus.
An der weißen Wand gegenüber laden Dich Sitzkissen zum verweilen ein.

Du überquerst den Teppich. Spüre mit jedem Schritt, wie sich Deine
Fußsohlen an den weichen Untergrund schmiegen.

Du läßt Dich auf einem Sitzkissen nieder. Nimm ruhige Gelassenheit wahr.
Lasse Deinen Blick schweifen. Was siehst Du in diesem Raum, was ist von
Bedeutung für Dich?

Spüre, Deine Atmung wird fließender und tiefer. Du bist am Ziel Deines
Treibens.

Schließe nun auch die inneren Augen und nimm die ruhige, gelassene
Kraft des Raumes in Dir auf.

Da erklingt das Morgengebet, das vom nahen Turm zu Dir herüberschallt.
Nimm die fremden Laute in Dir auf.

Spüre - Dein Körper beginnt zu singen
und Dein Herz wird berührt.

Nach einiger Zeit der tiefen Besinnung öffnest Du die Augen, siehst das
Morgenlicht, das durch die Fenster fällt und das blau-türkis des Teppichs
erblühen läßt.

Nimm den neuen Tag in tiefer Ruhe an.

Dann verabschiedest Du Dich von dem Raum der Phantasie mit dem
Wissen, daß Du jederzeit zurückkehren kannst zu dieser "Oase der Stille".

Komme zurück in Deine Realität. Spüre sie mit geschlossenen Augen aus,
recke und strecke Dich genüßlich. Öffne dann langsam die Augen.

Mittwoch

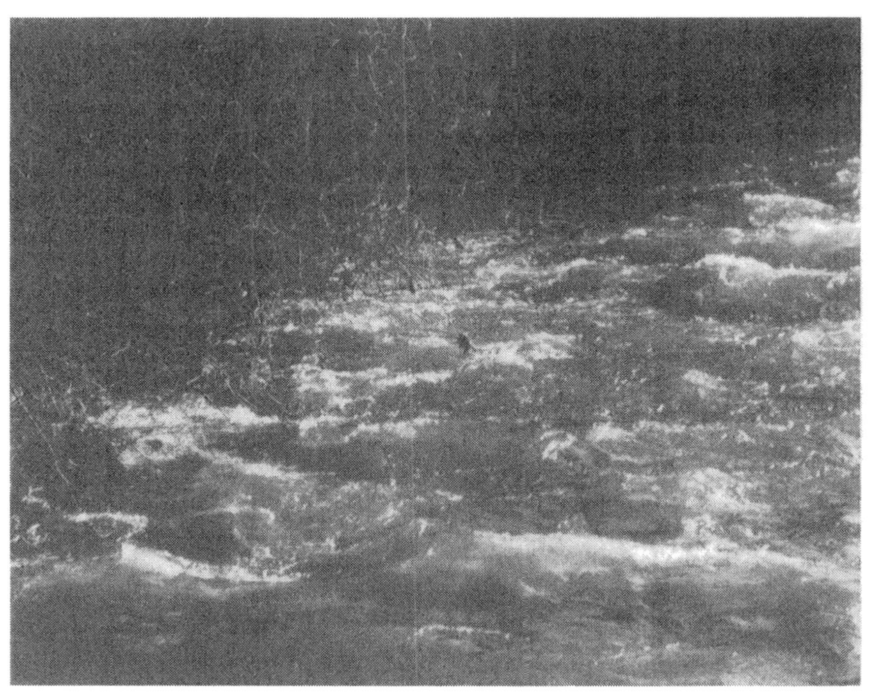

"Liebe Deinen Nächsten wie Dich selbst"

Jesus von Nazareth

Mitt-woch, die Mitte der Woche, läßt den Gedanken zu, sich zu fragen, wie der erste Teil der Woche verlaufen ist.

Gibt es Störungen in Vorhaben, oder in der Kommunikation mit anderen Menschen, so verbleibt der zweite Teil der Woche, um diese aufzuheben;
aktiv, indem Du etwas für die Klärung tust,
passiv, indem Du die Hindernisse annimmst und gleichzeitig losläßt, auch gedanklich.

Beides ist möglich, entscheidend jedoch ist, den besseren Weg im rechten Moment zu wählen. Wegweisend ist in diesen Augenblicken oft die Intuition, die leise innere Stimme. Vertraue auf sie!

Du kannst diese innere Stimme, Deine intuitive Wahrnehmung, Deinen lichten Funken, stärken und nähren, indem Du Dir selbst mit liebevoller Hinwendung begegnest.

Bleibe selbst in Deiner Mitte, nimm Dich ernst, mit all Deinen Wünschen und Bedürfnissen.

Pflegst Du Deine innere Mitte?
Gibst Du den manchmal absurden Wünschen
Deines "inneren Kindes" nach?
Das kleine Kind, das laut lachen möchte, tanzen will, nach verrückten Sachen schreit; gibst Du ihm Raum? Sättigst Du es?

Oder verweist Du es immer wieder auf einen stillen Platz in Deiner dunklen Ecke, so lange, bis es die Sprache verloren hat?

Genau dieses Kind ist das Sprachrohr Deiner Intuition und verlangt achtsame, liebevolle Aufmerksamkeit.

Wende Dich heute, in der Mitte der Woche,
Deiner Mitte zu.
Was wolltest Du schon immer mal tun?

So tue es!
Ist es ein größeres Vorhaben, so gehe
die ersten Schritte zu seiner Verwirklichung.
Denn genau heute ist der Tag des Lebens, nicht
erst morgen.
Dieses, Dein Leben, ist die Chance,
Deine Träume zu verwirklichen.

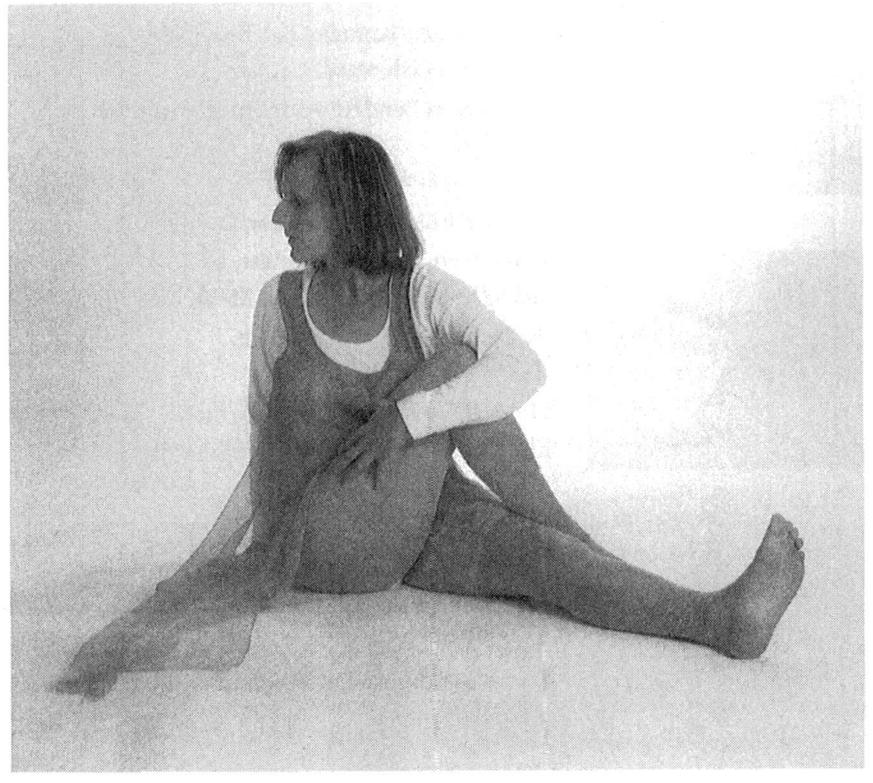

Je weiter Du Dich um Deinen
Nabel drehst,
Dich bereicherst durch fremde Welten, Gedanken
und Standpunkte,
um so weiter kommst Du zu Dir selbst.

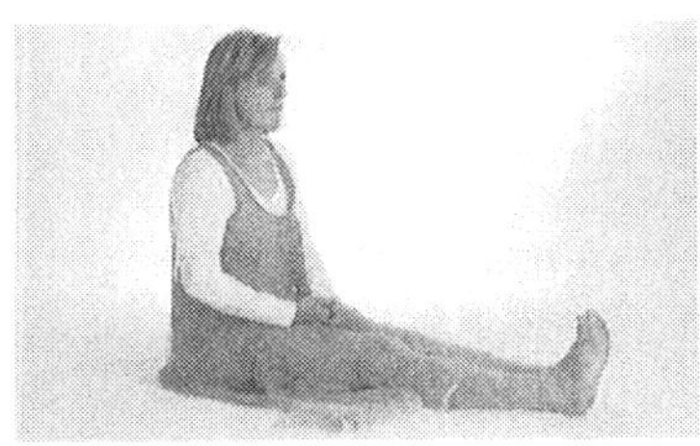

Setze Dich aufrecht und strecke
beide Beine aus. Deine Wirbelsäule,
die mittlere Achse, ist aufrecht und
längt sich von derErde
bis in den Himmel.

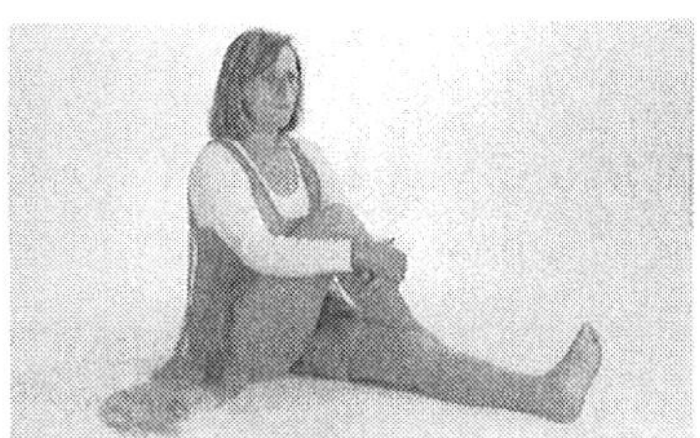

Dann setzt Du das rechte Bein über
das linke hinweg. Spüre in Deinen
Fuß, der den Kontakt zur Erde hält.

Bewahre vollendete Aufrichtigkeit in den
Wirbeln.

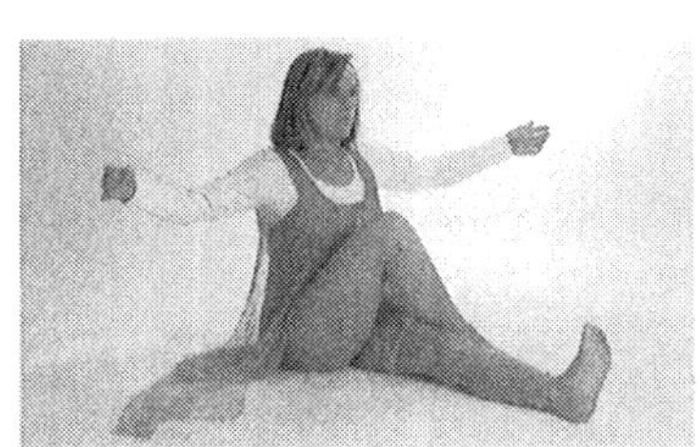

Mit der Einatmung öffnest Du die
Arme weit. Halte sie gelöst, so
als wärst Du bereit, einen Menschen
in Deine Arme zu schließen.

Du drehst mit geöffneten Armen
um Deinen Nabel herum, greifst dann
mit dem linken Arm um das rechte Knie.

Die rechte Hand stellst Du eng am Körper
auf, ohne sie zu belasten.

Den Kopf drehst Du weich über die rechte
Schulter hinweg.

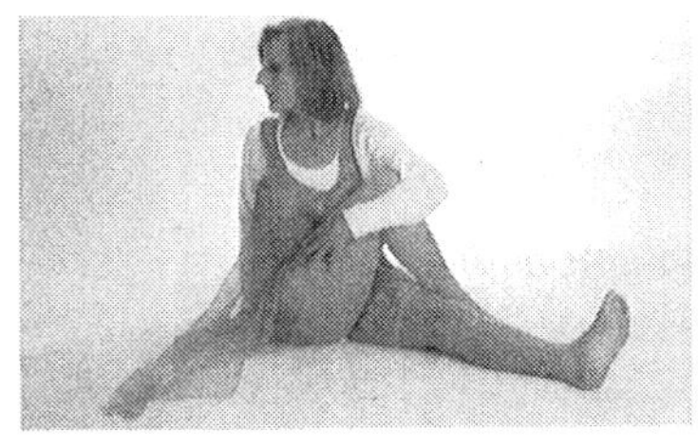

Spüre - Deine Wirbelsäule dreht sich
wie ein Korkenzieher um sich selbst herum.

Verweile in dieser Haltung und
atme tief bis in Dein Nabelzentrum hinein. Weich fließt Du mit jedem Ausatem-

zug ein wenig tiefer in die Drehung
um Deine eigene Mitte hinein.

Achtsam spüre jedoch auch Deine Grenze aus.

Sobald Du einen Hauch von Widerwillen
wahrnimmst, löst Du die Übung langsam und
bewußt auf, kommst zurück in die
Ausgangsposition und spürst nach.
Lasse dabei die Hände ruhig, gelassen
in Deinem Schoß ruhen.

Anschließend übst Du das Gleiche zur
anderen Seite.

Nimm das linke Bein über
das rechte und drehe nach links.

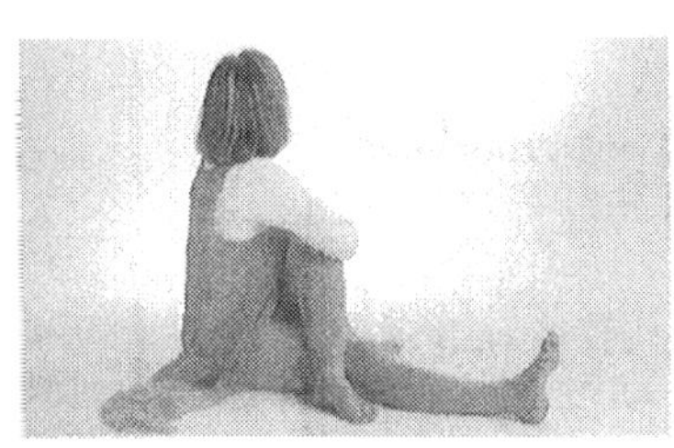

Verweile ebenso lange in dieser Position,
und spüre dabei aufmerksam in den Körper.

Kann er sich bereitwillig um die eigene
Achse drehen, oder zeigt er viele Widerstände?

Nimm die Antwort an , ohne sie zu werten.

Übst Du regelmäßig den Drehsitz, so
wirst Du immer weicher und fließender in
ihn hineinfinden.

Körper und Geist reagieren im Zusammenspiel aufeinander. Löst Du im
Körper allmählich die starren Blockaden auf, so wird auch Dein Geist fle-
xibler und weicher empfinden und handeln können.

Aus der Mitte heraus die Sonne, den Mond spüren

Lege oder setze Dich entspannt an einen ruhigen Ort. Spüre, wie mit der Ausatmung Belastungen und Verspannungen abfallen.

Atme lang, vielleicht durch den halbgeöffneten Mund, aus.

Konzentriere die Atmung und den Geist im Bereich des Nabels.
Entstehen Bilder, Gefühle oder Farben, wenn Du Dich hier sammelst?

Spüre folgende Worte ganzheitlich aus:
Abnabeln
Der Nabel der Welt
Ich bin der Nabel meiner Welt.

Lasse die Worte ganz ausklingen.

Der Nabel ist ein sensibler Empfänger, hier nehmen wir emotional Mitmenschen, Stimmungen und Räume wahr.

Nun stell Dir vor, wie Du mit vielen kleinen Antennen in und um den Nabel
Sonnenenergie aufnehmen kannst.

Spüre, wie sich von hier aus die Kraft der Sonne in Deinem ganzen Körper verbreitet. Jede Zelle wird belebt, gekräftigt, beleuchtet und durchwärmt. Bleibe eine Weile entspannt in diesem Sonnenbad liegen und genieße das Gefühl von Aufschwung und Energie.

Hast Du zur Zeit eher das Verlangen, Dich zu beruhigen und zu besänftigen, so stelle Dir vor, daß Du Mondlicht durch die kleinen Antennen einsaugst.

Das Mondlicht verbreitet sich kühlend und beruhigend in Deinem Körper und Deinem Geist aus.

Mondlicht kann ein erhitztes Gemüt besänftigen und zu mehr geistiger Klarheit führen.

Spüre, wie sich ruhige, kühle Gelassenheit ganzheitlich in Dir breitmacht.

Beende die Besinnung, indem Du eine Weile Deine Hände auf das Nabelzentrum legst, somit fährst Du die sensiblen Nabelantennen ein.

Bewahre das Sonnen- oder das Mondlicht in Dir.

Komme langsam zurück in den Raum, der Dich umgibt, und rege Dich genüßlich.

Donnerstag

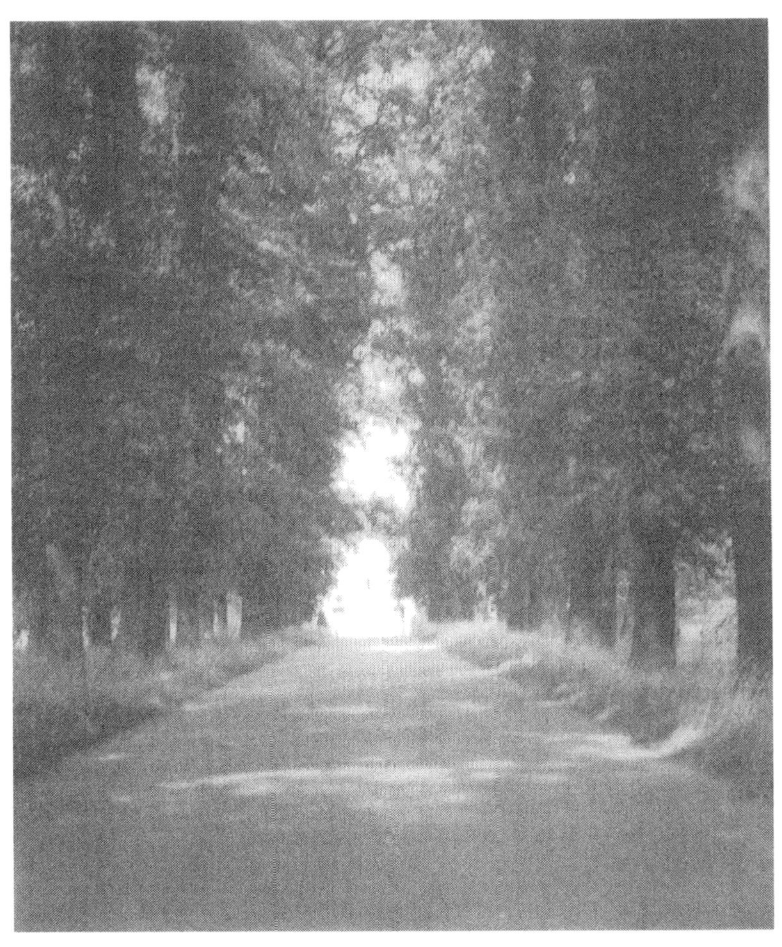

*Wenn sich der Geist auf ein Ziel richtet,
kommt ihm das meiste entgegen.*

Goethe

Nun hast Du die Mitte der Woche überschritten und beginnst mit der zweiten Hälfte, mit dem feierlichen, erholsamen, geruhsamen Teil.

Du wirst dies nur genießen können, wenn nicht Wut, Groll oder gar Haß in Dir schwingen.

Gefühle, wie Angst, Trauer und Unzufriedenheit, kannst Du in den geruhsamen Stunden betrachten, sie hinterfragen, oder durch sie hindurchschreiten.

Die Trauer hat das tiefe Dunkle, aber hast Du sie durchschritten, indem Du ihr den Raum der Stille und Einkehr zugestehst, kennt sie auch das Licht.

Die Angst kann eine Lehrmeisterin sein, denn sie stellt Fragen. Kannst Du Dich ihr stellen? So spürst Du Deinen Wesenskern, der stärker ist als sie.

Oder zeigt Dir Deine Angst eine Belastungsgrenze an ? Will sie Dich auffordern, Dich zurückzunehmen, Dir Ruhe zu gönnen?

Die Unzufriedenheit - sie ist die Gegenspielerin der Zufriedenheit. Bist Du unzufrieden mit einer Situation, so verändere Dich in ihr, und alles wird sich wandeln.

Liegt die Unzufriedenheit in Dir begründet, phantasiere Dir ein Leben, daß Dich sättigt, und stimme Deine Planung, Deine Ziele, daraufhin ab.

Doch ist die Unzufriedenheit materiell begründet, so übe Dankbarkeit für all das, was Du besitzt, und genieße den Luxus, mit dem Du Dich tagtäglich umgibst.

Zurück zu den Dich verzehrenden Gefühlen wie Wut und Haß. Kannst Du innerlich nicht verzeihen und auch nicht Abstand nehmen, so ist vielleicht ein reinigendes Gewitter angebracht.

Führe Dir die Natur vor Augen.

Zunächst liegt etwas in der Luft, jeder spürt es, aber es ist nicht sichtbar. Dann ziehen sich die Wolken zusammen, es grummelt und wird dunkel …

... bis das Schauspiel in Lärm und Lichteffekten seinen Höhepunkt findet. Hat sich alles in Donnern und Blitzen entladen, so kehrt gereinigte, klare Atmosphäre zurück.

Möchtest Du Dich auch in Donnern und Blitzen entladen, Deinem gepreßten Herzen Luft machen?

Nur Mut - Du kannst nicht verlieren, nur gewinnen. Doch achte dabei auf die wichtigste Spielregel:

Bleibe bei Dir, sprich von Dir. Von Deinem Unmut, Deinem Frust, Deiner Enttäuschung.

Selbst, wenn Du außer Dich gerätst vor Zorn, greife Deinen Mitmenschen nicht an, lasse das Donnerwetter nicht auf ihn herniederprasseln, sondern wahre den Respekt vor dem Anderen und nutze die reinigende Energie zur Klärung.

Bleibe achtsam in Deinem mitmenschlichen Austausch, selbst, wenn Du donnerst und blitzt.

Hast Du jedoch die Kontrolle verloren und bist selbst mit dem Gewitter davongeschwommen, hast nicht nur gebrüllt, wie ein Löwe, sondern dem Anderen mit Deiner Tatze einen Hieb versetzt, so verzeihe Dir.

Es bleibt ja die Zeit nach dem Gewitter, sich in Besonnenheit zurückzunehmen und den Ausnahmezustand zu erklären.

    Nur Mut am Donner-s-tag.
       Donnern, blitzen, sich entladen will gelernt werden.

Gruß an die Energie

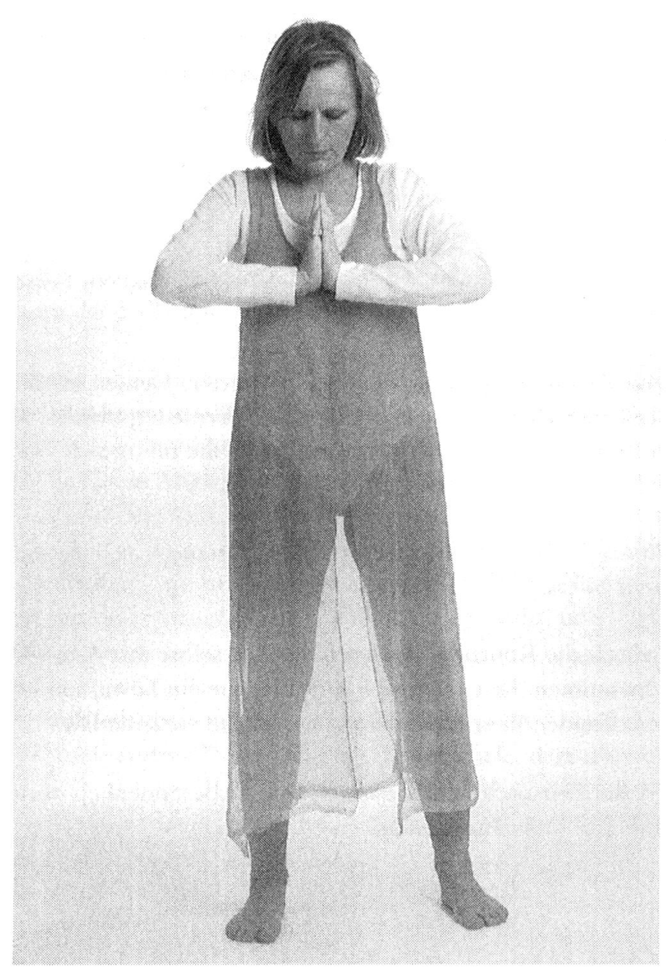

*Die Arme des Menschen strecken sich
nach der Unendlichkeit aus,
alle unsere Begierden sind nur Abteilungen eines
großen, unendlichen Wunsches.*

Jean Paul

Gruß an die Energie

Energie - ein Wort, daß in aller Munde ist.

Jeder ist bestrebt, sein energetisches Potential anzureichern oder wenigstens
aufrecht zu erhalten.

Manchmal haben wir das Gefühl von vollkommener Erschöpfung und
damit von Energielosigkeit.

Oft jedoch ist das nicht eine körperliche Erschöpfung, sondern ein geistiges
Ausgelaugtsein, welches sich auf den Körper niederschlägt.

In solchen Momenten kann es von großem Gewinn sein, sich bewußt in
einem dynamischen Atem-Bewegungszyklus auszuspüren. Die Dehnungen
und Lösungen des Körpers sind so aufeinander abgestimmt, daß die energetischen Ströme frei werden und wieder gewinnbringend zirkulieren können.
Um die einzelnen Elemente der Übung fließend aneinanderreihen zu können, ist es ratsam, zunächst einzelne Haltungen auszuspüren und zu verin-
nerlichen.

Weißt Du um den Atem-Bewegungsablauf, so reihe seine Abfolge dynamisch aneinander.

Spüre, wie Freude und Beweglichkeit mit jedem weiteren Zyklus in Dir
zunimmt. Achte jedoch auch hier auf die feine Grenze, wenn der
Höhepunkt erreicht ist, der Zwang und die Erschöpfung einsetzen.

Du kannst diesen Gruß an die Energie sehr dynamisch und kraftvoll, oder
eher gelassen und entspannt üben. Spüre aus, Was Dir in Deiner jeweiligen
Lebenssituation gut tut

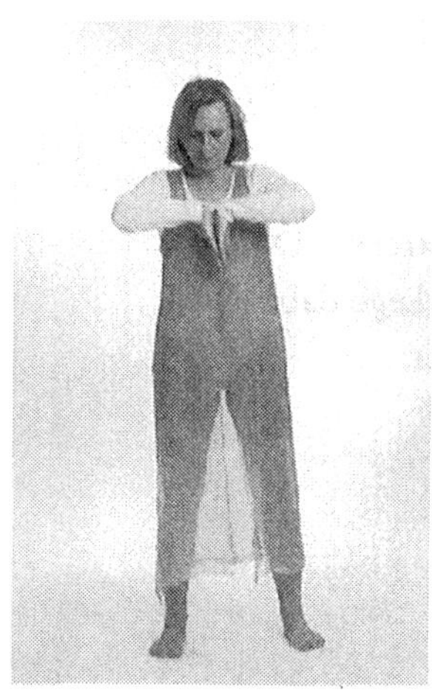

Ausgangsposition

Stelle die Füße ein wenig breiter als schulter-
breit
nebeneinander auf. Spüre die Verbindung mit
der Erde durch Deine Füße hindurch. Die
Handflächen legst Du vor dem Brustbein
aneinander, übe einen leichten Druck darauf
aus, so daß sich das Brustbein öffnen kann.
Senke den Kopf ein wenig.
Spüre in den ruhigen, tiefen Atemfluß.
- *Einatmung* -
- *Ausatmung* -
Lege mit der Ausatmung die Handflächen
aneinander.

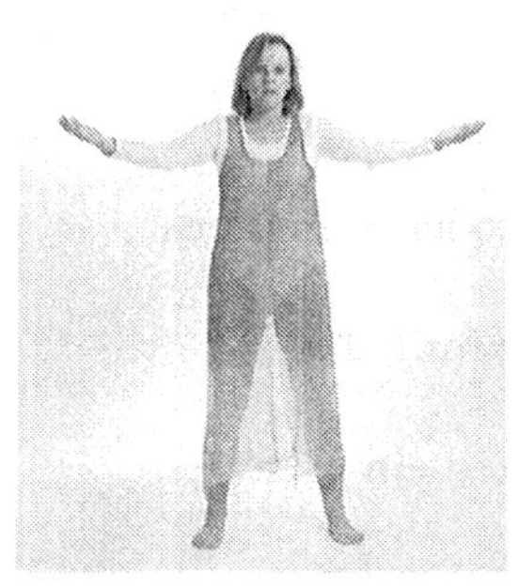

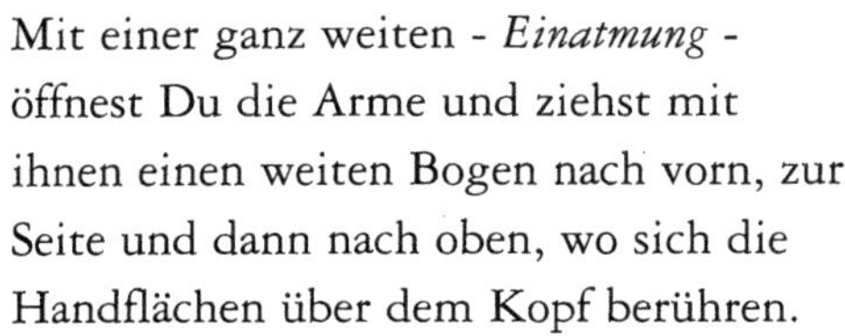

Mit einer ganz weiten - *Einatmung* -
öffnest Du die Arme und ziehst mit
ihnen einen weiten Bogen nach vorn, zur
Seite und dann nach oben, wo sich die
Handflächen über dem Kopf berühren.

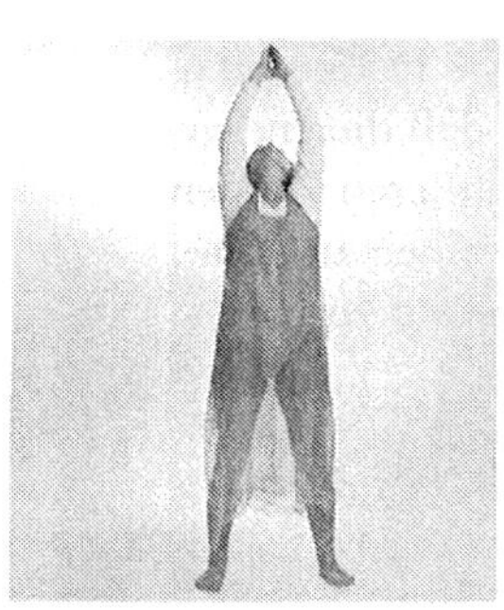

In der - *Ausatmung* - legst Du Dich zur
Seite, Du dehnst in die Seite hinein
und öffnest die Rippenbögen weit.
Beide Arme hälst Du rund und gelöst.

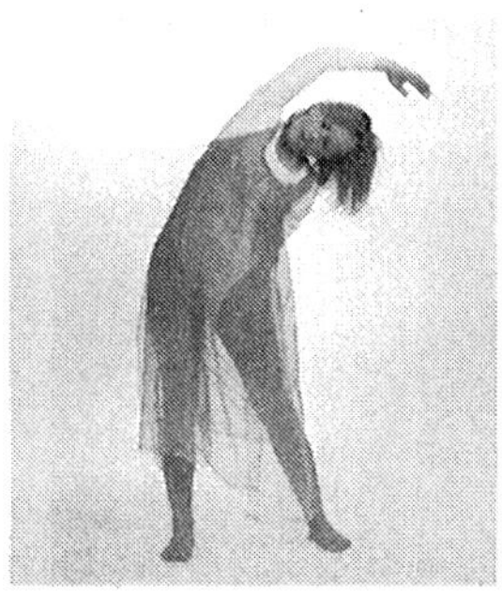

Mit der - *Einatmung* - streckst Du die
Arme in den Himmel. Lege dabei die
Handflächen aneinander.

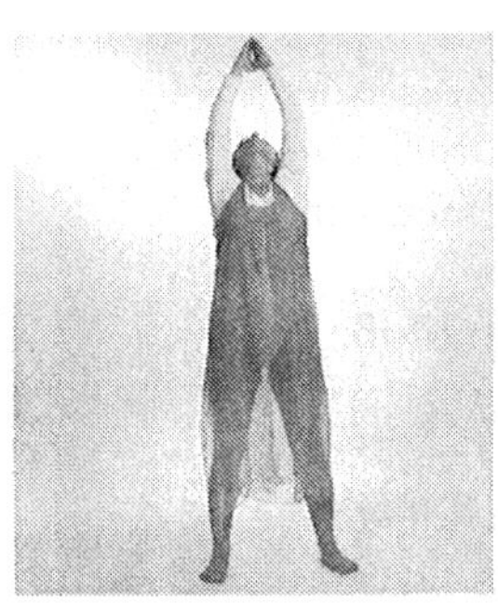

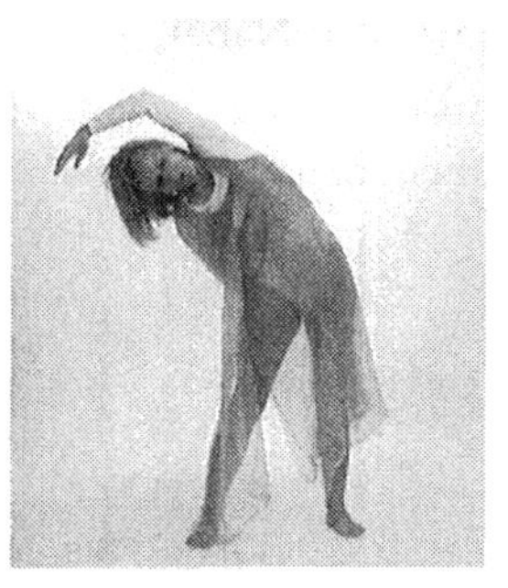

In der - *Ausatmung* - legst Du Dich zur
anderen Seite. Wieder öffnest Du die
Rippenbogen weit.

Die - *Einatmung* - dehnt wieder in den
Himmel.

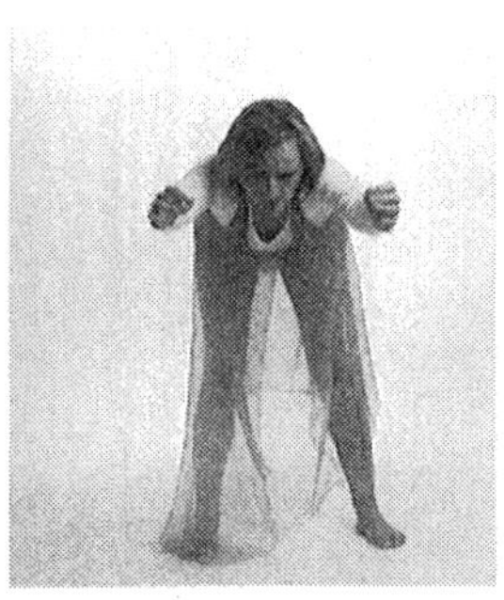

Mit der - *Ausatmung* - senkst Du den Rücken in
die Waagrechte und läßt ihn dann mit dem
letzten Ausatemhauch entspannt hängen.

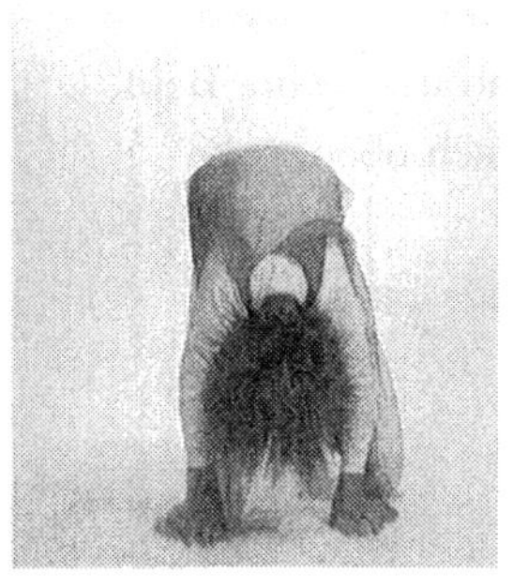

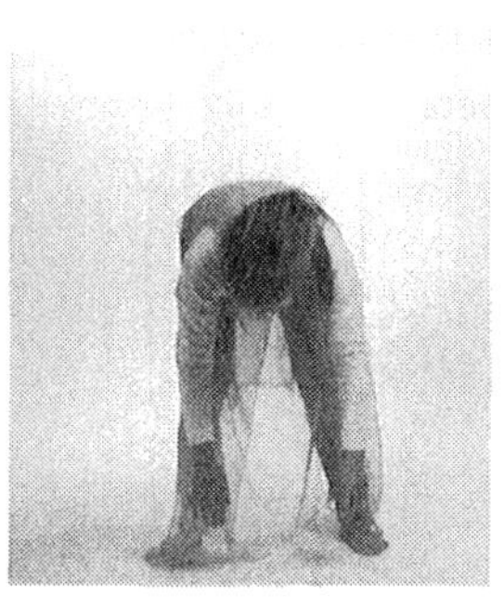

Die - *Einatmung* - dehnt in die Waagrechte,
versuche dabei, Deinen Rücken ganz gerade zu halten.
Die Arme läßt Du entspannt hängen.

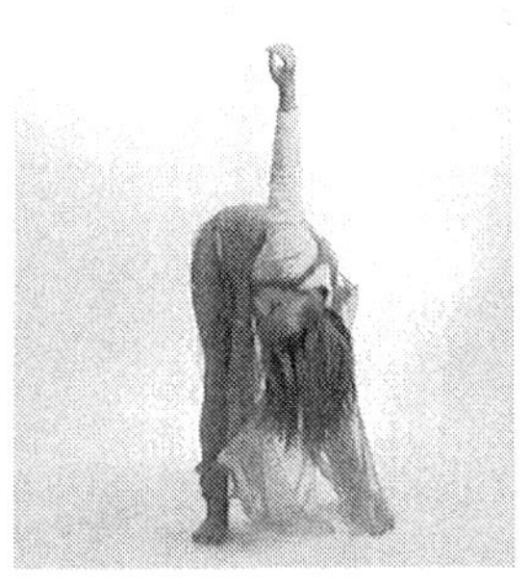

Mit der - *Ausatmung* -drehst Du um den Nabel,
hälst die rechte Hand am linken Bein und
streckst den rechten Arm nach oben. Schau zur linken
Hand und atme ganz aus.

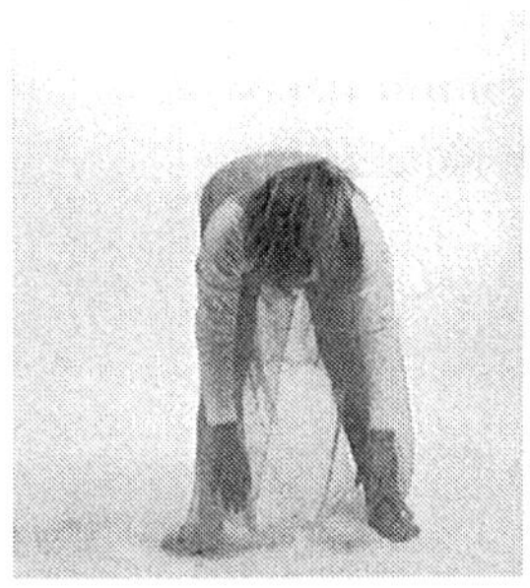

Drehe zurück in die Waagrechte
des Oberkörpers und lasse eine tiefe
- *Einatmung* - zu.

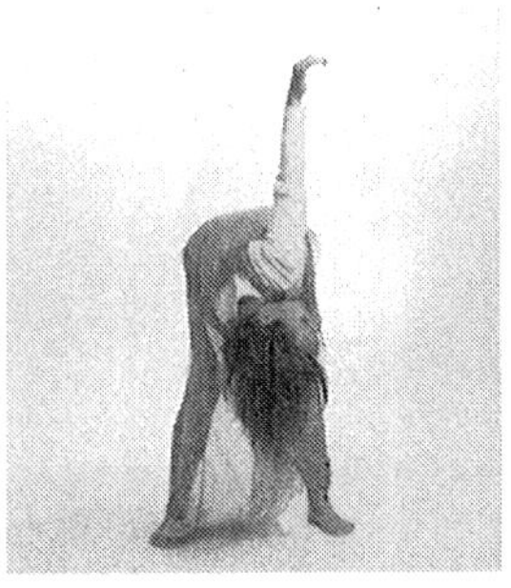

Setzt die - *Ausatmung* - ein, so drehst Du nach
rechts, hälst mit der linken Hand das rechte Bein
und streckst den rechten Arm nach oben.

Schau zur rechten Hand und atme ganz aus.

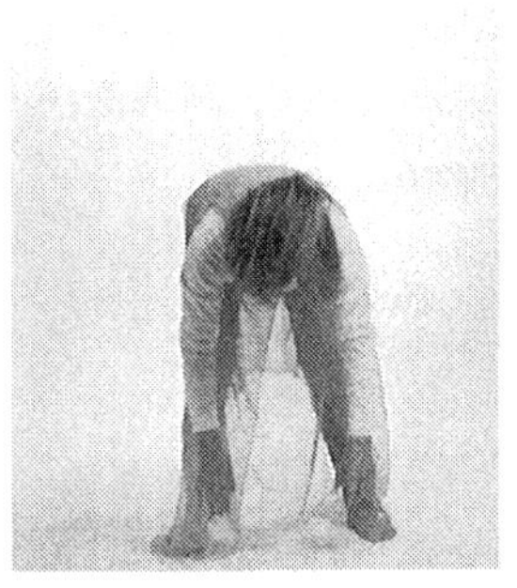

Mit der - *Einatmung* - drehst Du wieder zurück
in die Waagrechte des Oberkörpers.

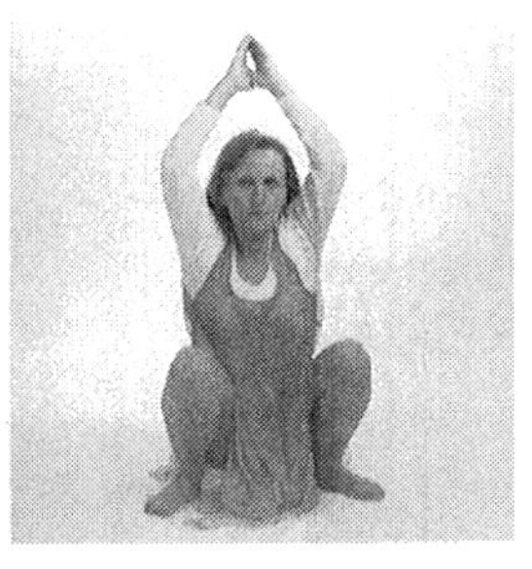

Die - *Ausatmung* - zieht Dich in den Hocksitz.
Öffne den Beckenboden weit und lasse den
Atem aus dem Beckenboden herausströmen.

Du verweilst im Hocksitz, dehnst dann mit
der - *Einatmung* - die Hände nach oben.

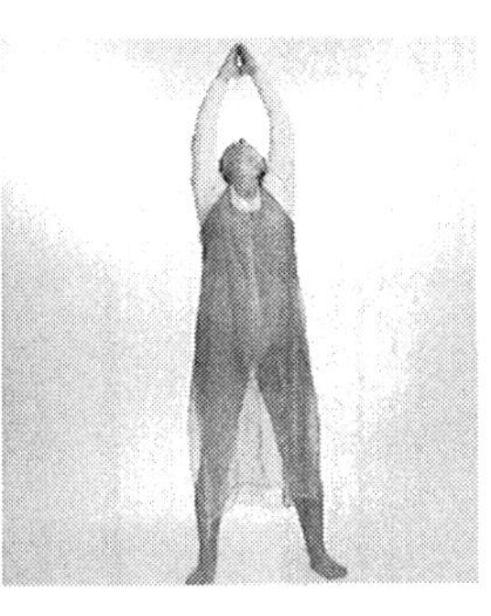

Die - *Ausatmung* -, tief aus dem Becken heraus,
ist die Kraft, die Dich nach oben zieht.

Mit der - *Einatmung* - dehnst Du wiederum
weit in den Himmel, bei gleichzeitigem
Kontakt zur Erde, durch das Bewußtsein
in den Füßen.

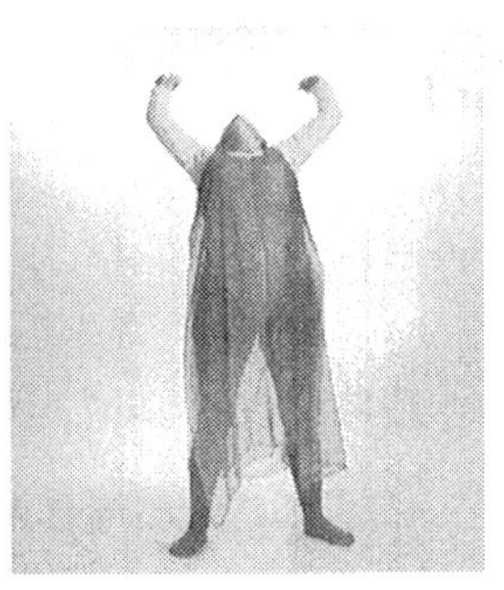

Setzt die - *Ausatmung* - ein, so
dehnst Du die Arme nach hinten und
öffnest das Brustbein weit.

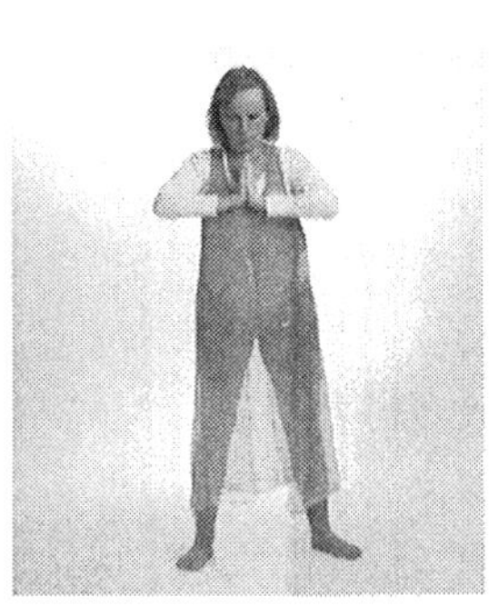

Mit der - *Einatmung* - ziehe die Arme
zurück in die Ausgangsposition.
Verweile ein paar Atemzüge in
der Haltung und spüre die Wirkung
der Übung auf Dich nach.

Anschließend kannst Du den Übungsablauf noch
einige Male wiederholen.
Steigere langsam die Zahl dieser Bewegungsabfolge.

Frühlingserwachen
Ein Fenster zum Himmel

Finde einen Platz der Ruhe.
Lege oder setze Dich.
Atme aus und lasse los.
Schließe die Augen und stelle Dir vor:

Du gehst auf einem sandigen Weg
durch einen lichten Wald.
Dein Schritt ist fest,
Dein Blick ist mit der Erde verhaftet.
Noch spielen Deine Gedanken mit Dir.
Laß ihnen eine Weile Raum.

Licht und wärmend umflutet Dich die Sonne.
Kleine Blumen leuchten gelb am Wegesrand.
Schritt für Schritt lösen sich Gedanken von Dir –
                        sie bleiben hinter Dir.

Spüre -
        Dein Atem wird fließender und tiefer.

Du nimmst die Stimme der Vögel wahr.
Dein Herz hört ihr Lied
        "Erwache"

Du gibst die Verhaftung mit der Erde auf
                        und siehst:
Neben Dir am Wegesrand laden Dich
aufeinandergestapelte Baumstämme
zum Verweilen ein.

Dein Rücken paßt sich geschmeidig den Rundhölzern an.

Spüre -

     Ein tiefer Seufzer entflieht Deinem Herzen.

Du schaust in den Himmel.
Zartes Grün hebt sich ab vom strahlend blauen Himmel.
Leuchtend weiße Birkenstämme ragen in die Un-
endlichkeit des Himmels.
Weiße Wattewolken ziehen vorüber am Himmel.

In tiefer Verbindung mit Allem hörst Du die Stimme
                   Deines Herzens,

leise flüstert sie:
     "Erwache zu neuem Leben".

Freitag

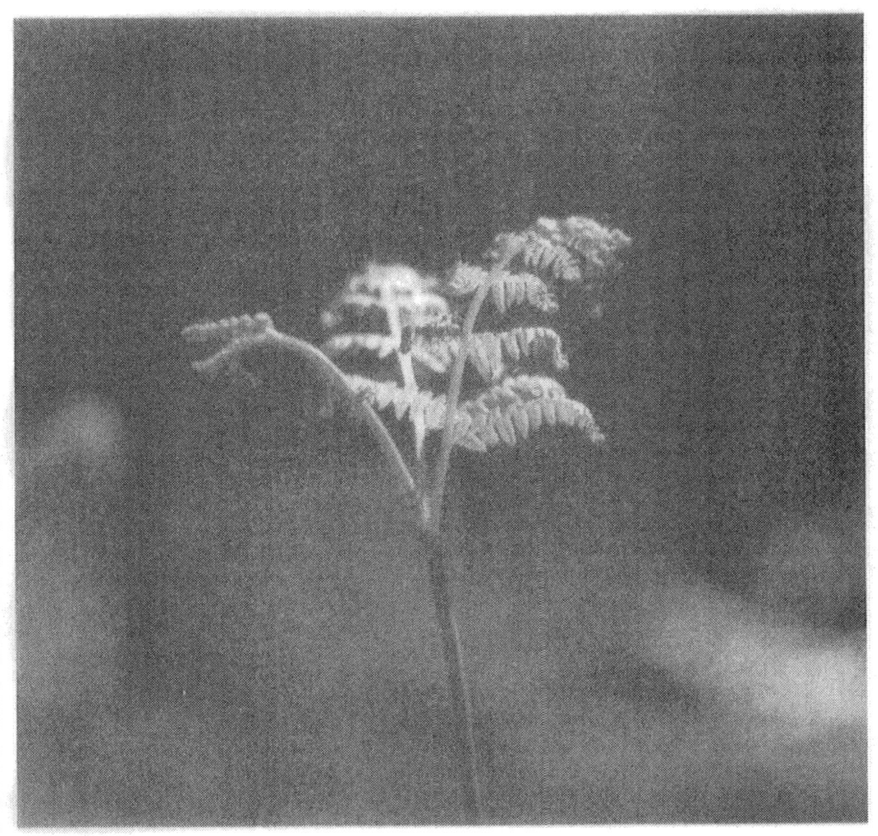

*Wie an jedem Tag wachen wir auch heute
leer und furchtsam auf. Laßt uns nicht die
Tür des Studierzimmers öffnen, um zu lesen.
Greifen wir doch zur Zimbel.
Laßt unser Tun so sein wie die Schönheit, die wir lieben.
Auf hunderterlei Art können wir niederknien und den Boden küssen.*

Rumi

Der Freitag ist in vielen Religionen der Frei-Tag, in Besinnung zu Gott.

Nutze diesen Tag in Betrachtung Deines körperlich-geistig-seelischen Mittelpunkts. Betrachte diesen Tag in der Empfindsamkeit des Herzens.

Gibt es wunde Verletzungen in der Tiefe Deines Seins, so nutze den heutigen Tag, um ihrer Heilung näher zu kommen.

Kannst Du verzeihen? Oder liegen noch Gespräche der Klärung vor diesem Weg des Loslassens?

Wünschst Du Dir Distanz, so baue sie auf der Grundlage des Friedens auf.

Hast Du das Gefühl von Sattheit im Herzen, oder ist Dein Handeln geprägt von dem Verlangen nach Bestätigung, Anerkennung und Achtung?

Wann entsteht dieser Hunger im Herzen? Immer dann, wenn Du Deine wahren Emotionen verschleierst, wenn Du trotz inneren besseren Wissens Zugeständnisse machst, wenn Du gibst, mit der Erwartung, zu erhalten.

Versuche, großartig zu sein, gebe aus vollem Herzen, ohne Dich an das Gegebene zu haften.

Gibst Du aus Deiner Fülle heraus, um der Liebe willen, und nimmst die Dinge, die unerwartet kommen,

dankbar an,
so ergibt sich in Dir ein harmonisches
Gefühl des Allseins.

Herzblüte

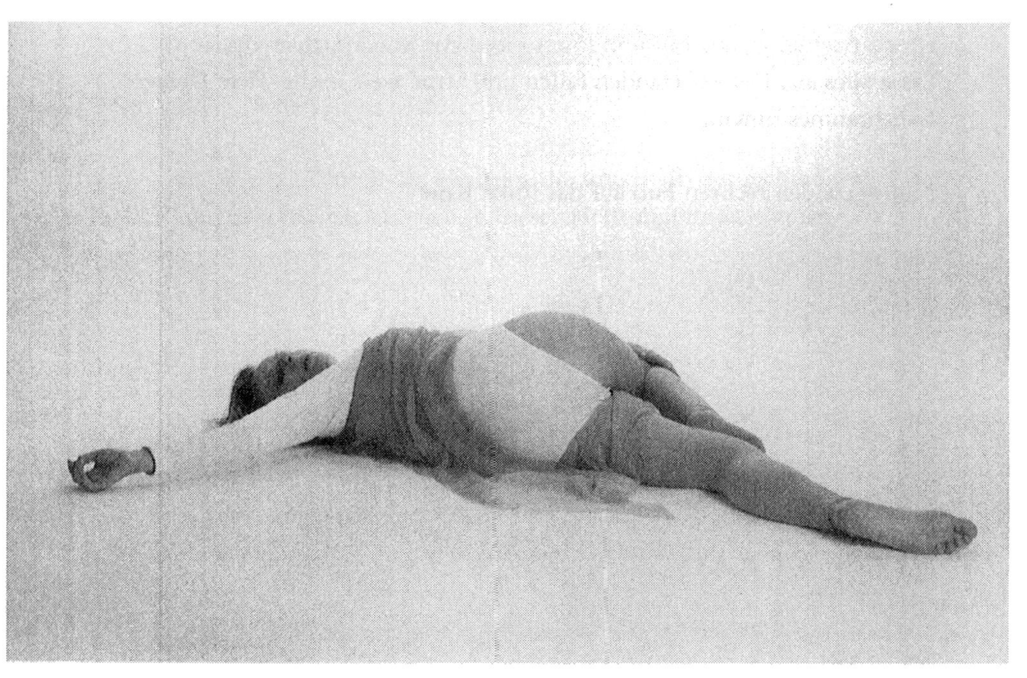

*Man sieht nur mit dem Herzen gut,
alles Wesentliche ist für das Auge unsichtbar.*

aus ”Der kleine Prinz”, von Antoine de Saint-Exupéry

Herzblüte

Lege Dich auf den Rücken und breite die Arme seitlich aus, so daß die
Handflächen zur Decke weisen.
Entspanne den Schultergürtel, den Nacken, die Arme und die Hände.
Stelle Dir vor, daß alle Last, die Du vielleicht trägst, ganz selbstverständ-
lich von Deinen Schultern fällt. Spüre in Deinen Nacken hinein, schicke
einige Atemzüge dorthin und löse so jede Art von Hartnäckigkeit auf.
Lasse alles aus Deinen Händen fallen und atme weit in die Tiefe Deines
Bauchraumes hinein.

Nun setze den rechten Fuß auf das linke Knie

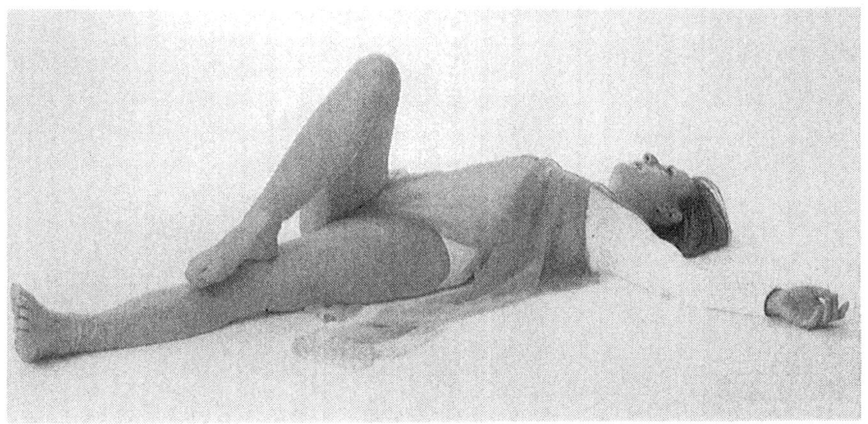

Drehe Dich um den eigenen Nabel, bis das rechte Knie den Boden auf der
linken Seite berührt, dabei streckst Du den rechten Arm zur Decke.
Lege die linke Hand sanft auf das rechte Knie. Drücke dabei nicht das Knie
krampfhaft zum Boden, sondern halte es sanft und spielend.
Nun lasse ganz allmählich den rechten Arm seitlich fallen, genau so, wie er
in der Ausgangsposition gelegen hat.

Gebe nach, lasse den Arm hingebungsvoll immer tiefer fallen. Binde dabei
die Atmung in Deiner Tiefe, lasse die tiefen Atemimpulse wachsen.

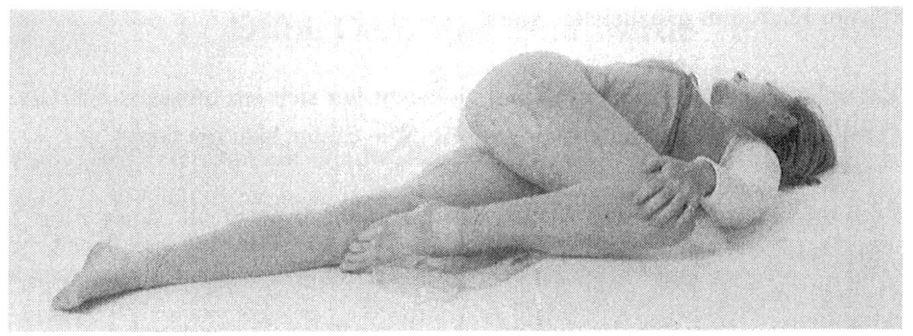

. Drehe nun auch den Kopf nach rechts.

Spüre, wie sich die Blüten des Herzens, die unterhalb des rechten und
linken Schlüsselbeins sitzen, sich in dieser Haltung öffnen können.

Sie öffnen sich nur in der Hingabe, im Loslassen. Also achte darauf, daß Du
in diesen Gefühlen bleibst, genieße, wie Du immer weicher und weiter
werden kannst. Lasse dabei die Atmung hingebungsvoll strömen.

Vielleicht erlebst Du anfänglich in dieser Übung einen Öffnungsschmerz,
das Herz möchte sich nicht offenbaren. Dann versuche, weich und liebevoll
hinter diesen Schmerz zu kommen, indem Du ihn in die Atmung legst.

Sei jedoch achtsam mit Deiner Grenze. Sobald Du spürst, daß Du mit der
Übung zu kämpfen beginnst, oder daß sich ein Widerwille regt, rollst Du
träge in die Ausgangsposition zurück.

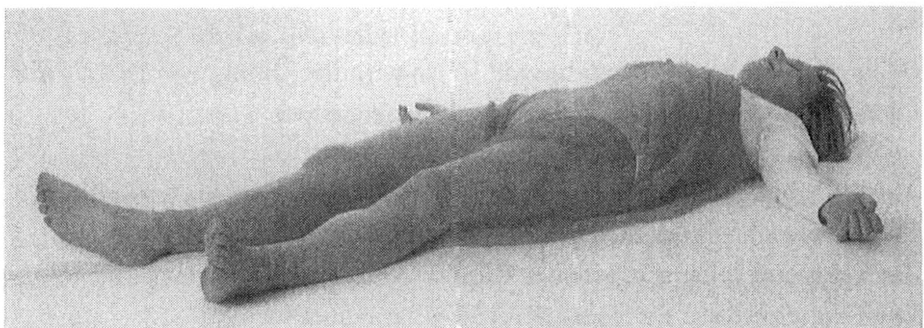

Nimm Dich nun ganzheitlich wahr.

Betrachte zunächst Deinen Körper, vielleicht hat sich ein unterschiedliches Gefühl in den Körperhälften eingestellt. Wie fühlen sich die Seiten an?

Und im Geist, gibt es dort Bilder, Erinnerungen, Emotionen? Spüre alles ruhig und gelassen aus.

Anschließend übst Du das gleiche zur anderen Seite. Du setzt den linken Fuß auf das rechte Knie, drehst ganz nach rechts, streckst den linken Arm zur Decke und legst die rechte Hand sanft auf das linke Knie.

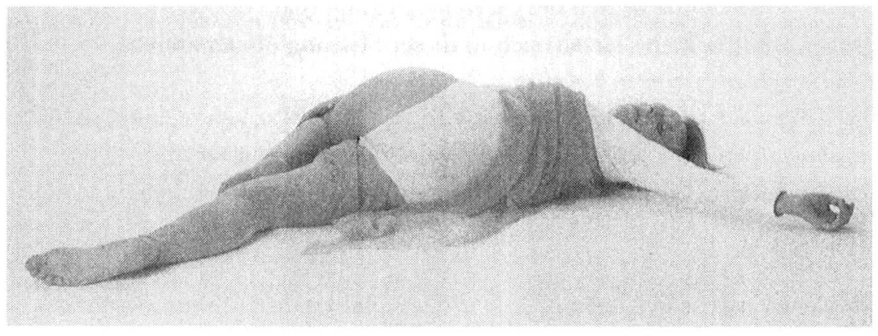

Spüre - nun öffnest Du die Herzblüte auf der linken Seite Deines Körpers, dort, wo Dein physisches Herz sitzt.

Vielleicht kannst Du wahrnehmen, wie sich der große Muskel "Herz" in dieser Haltung weitet, löst und entspannt. Unterstütze diesen Prozeß, indem Du einige tiefen Atemzüge in Deinen Herzraum schickst.

Bleibe achtsam und hingebungsvoll so lange in der Übung, bis Dich Deine Grenze auffordert, aus der Haltung zurückzukehren.

Mit hingebungsvoll entspannten Armen und geöffnetem Herzen spürst Du nach. Vielleicht fühlen sich die Körperhälften unterschiedlich an. Nimm das wahr, und spüre mit, wie der Körper sich langsam wieder in eine Deckungsgleichheit der beiden Körperhälften einschwingt.

Öffne Dein Herz und werde
weit

Lege Dich entspannt auf den Rücken, schließe die Augen, schalte damit
bewußt die äußere Welt ab und spüre nach innen.
Lasse die Augen hinter den Augenlidern entspannt ruhen,
und nimm den erfrischenden Tränenfilm zwischen Augapfel und Augenlid
wahr.
Verweile mit der Konzentration in der Atmung.
Atme ganz lang aus, und gebe alles, was Gedanken, Sorgen und Ängste
sind, mit der Ausatmung ab.
Spüre, wie sich dadurch die Gelenke lösen und die Muskeln entspannen.

Du wirst immer weicher und gelassenen.
Allmählich entsteht Stille in Deinem Geist.

- Ruhe macht sich breit -

Spüre in die untere Mitte des Brustbeins.
Fühle Dich ganz in diesen energetischen Ort des Herzens ein.

Gebe Dich Deinem Herzen hin.

- Licht, Lösung und Liebe beginnen zu fließen -

Spüre - Dein Herz ist Quelle unerschöpflicher Kraft –
Kraft, die sich aus sich selbst heraus erneuert.

Selbstlos breiten sich Wärme-Licht-Lösung-Liebe in Deinem Körper aus.
Jede einzelne Zelle wird durchtränkt von dieser zauberhaften Energie.
Ruhe und Gelassenheit stellen sich ein.
Ein wahrhaftes Wohlgefühl in jedem Moment Deines Seins.
Nimm es an, von den Fußspitzen, bis in die Fingerspitzen, bis in jede
Haarspitze hinein.

- Es wird Licht -

Spüre über die Grenze Deiner Haut hinaus.
Nimm Dich in Deinem Energiemantel wahr.
Dein ganzes seelisches Sein wird erfaßt, schwingt in Hingabe, Licht und
Liebe.

- Du beginnst, zu strahlen -

Möchtest Du einige Deiner Mitmenschen mit in Deinen Lichtmantel
schließen?
So tue es, und lasse sie an der fließenden Kraft des Herzens teilnehmen!
Gebe ihnen Zeit und Raum, in Deiner Herzensqualität, der bedingungslo-
sen Liebe, zu baden.

Beobachte - Welche Menschen kannst Du aus vollem Herzen in Deinen
engen Kreis eintreten lassen?
Gibt es Menschen, die Du nicht einschließen möchtest, so lasse sie, im
Abstand zu Dir, vor Deinem Mantel.

Sende ihnen Frieden.
So schaffst Du eine Bahn des Friedens und wirst Frieden empfangen.

Wahre den Frieden und die bedingungslose Liebe in Deinem Herzen
und komme langsam zurück.

Wiederhole diese Besinnung regelmäßig.

Sonnabend

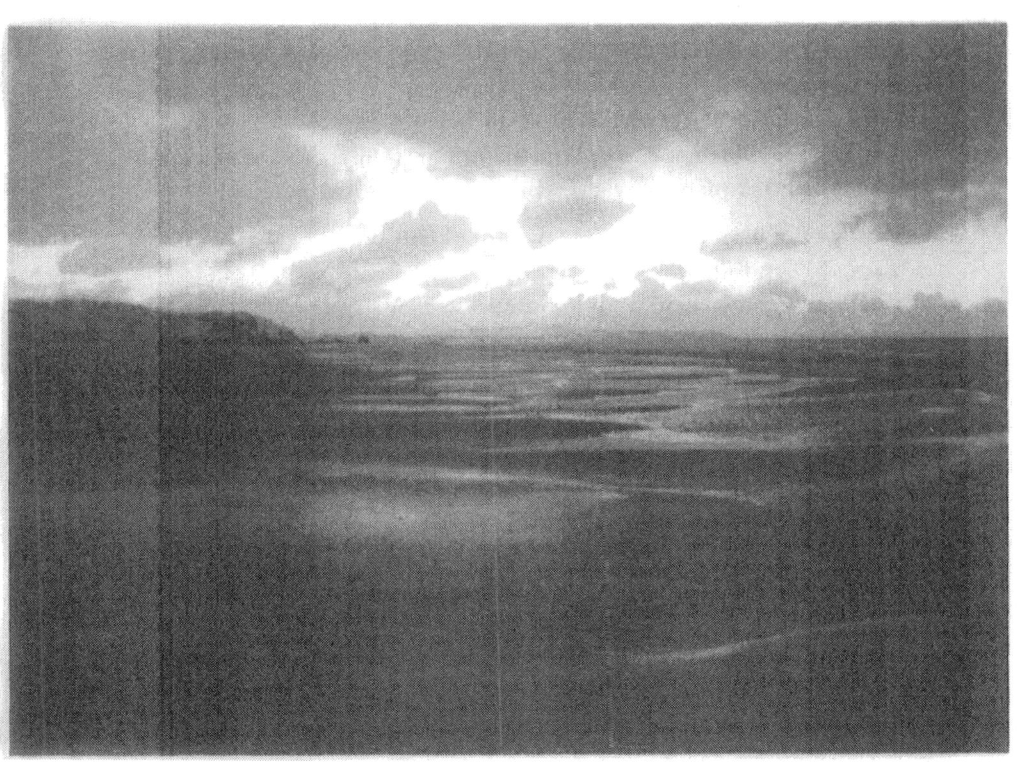

In der Tiefe der Nacht beginnt
der neue Tag

Sonn-Abend, der Abend vor dem freien Tag, dem Sonntag.

Abend - es wird Nacht, und damit dunkel. Es bedeutet, den Tag loszulassen, abzugeben, und jedesmal ist es ein bißchen Tod.

Besinne Dich eine Weile und frage Dich tief innerlich,
"Bin ich mir wirklich des Todes bewußt,
           weiß ich, daß alles Materielle vergänglich ist?"

Oder sitzt Du bereits in der Falle, ängstlich und verbissen bemüht, Deinen Besitz zu wahren?
Macht Dich Dein Besitz vielleicht sogar besessen?
Spürst Du einen Hauch dieser Tendenz in Dir, so übe das Loslassen, und Du wirst wahrnehmen, wieviel Freiheit dadurch in Dir entsteht.

Du kannst üben, indem Du einmal aufmerksam durch Deine Wohnung gehst und Dich fragst, welche Dinge Du nicht mehr benötigst.
Was kannst Du abgeben, wem könntest Du es übergeben und eine Freude dadurch bereiten?

Manchmal gibt es im Leben einen größeren Einschnitt, z.B. wenn Du umziehst. Dann ist der Zeitpunkt für einen Neubeginn, gib dem auch eine Chance und lasse all das, was Du nicht in Dein zukünftiges Leben nehmen möchtest, zurück.

Auch immaterielle Dinge kannst Du bewußt loslassen, überholte Verhaltensweisen und Gewohnheiten, Beziehungen zu Menschen, Gedanken, Vorstellungen.....

Sei achtsam in Dir und beobachte, wer oder was Dich blockiert, hindert oder schwächt, und welche Gedanken, Gewohnheiten und Menschen Dir gut tun, Dich fordern, Dich wachsen lassen.

Je mehr Du zurückläßt, um so mehr neues wirst Du bekommen, jedoch mußt Du ohne Erwartungen sein und in dem Vertrauen bleiben können, daß das Richtige auf Dich zukommen wird.

Es ist genau wie bei der Atmung.
Es liegt eine Atempause zwischen der Ausatmung - dem Loslassen, Abgeben, und der Einatmung - dem Aufnehmen, Schöpfen. Die Gewißheit, daß der nächste Atemzug wirklich folgt, haben wir eigentlich nie, und doch ist das Vertrauen da, und wir schöpfen mit jedem Atemzug neue Lebenskraft aus dem scheinbaren Nichts.

Brustbein - Schambein - Bogen

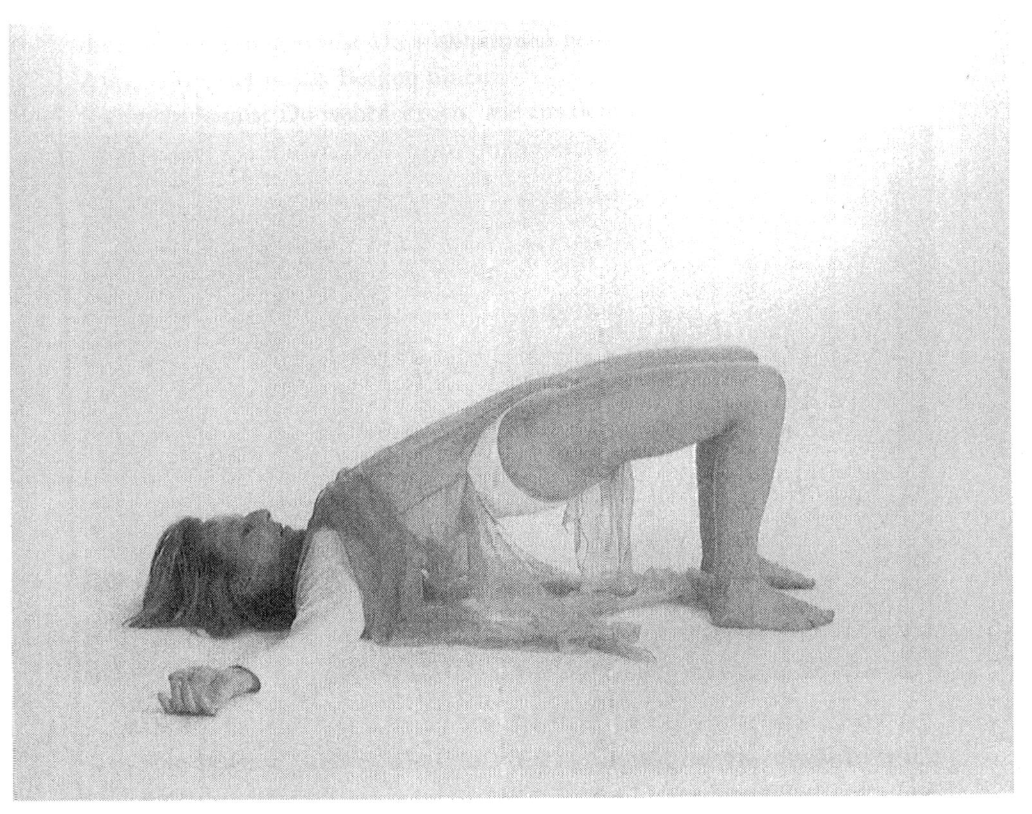

*Spanne den Bogen des Körpers
aus Kraft und Gelassenheit heraus
doch liebe die Grenze seiner Belastbarkeit.*

Brustbein - Schambein - Bogen

Du liegst auf dem Rücken, die Arme weit ausgebreitet, die Handflächen geöffnet und nach oben gewendet.
Binde ein paar tiefe Atemzüge an das Zentrum unterhalb des Nabels.
Versuche, absolute Hingabe-Lösung im Schultergürtel, in den Armen und den Händen zu empfinden.

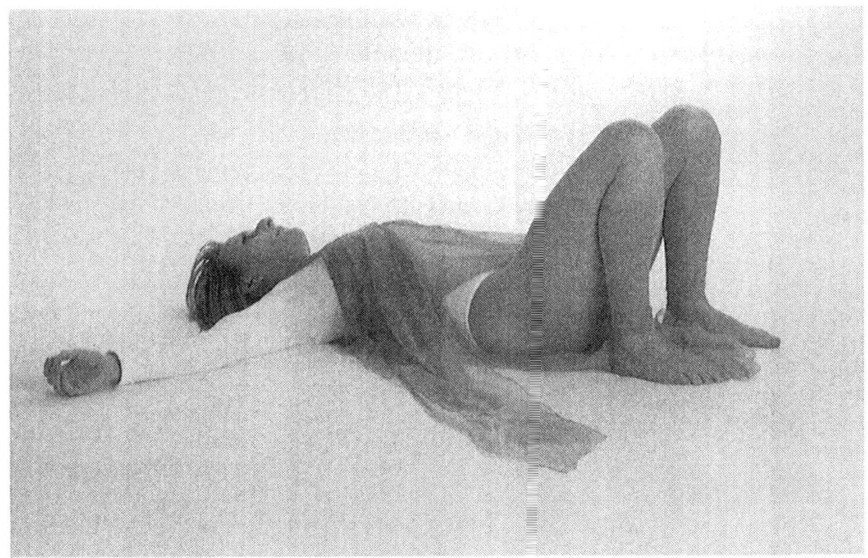

Ziehe die Beine an den Körper, so daß Du die Füße aufstellen kannst.
Spüre in die Füße hinein, nimm die Verbindung von Fußsohle zur Erde wahr.
Dann kippe den Beckenboden ein wenig, so daß Du alle Wirbel im Kontakt mit dem Boden wahrnehmen kannst.
Du kannst in dieser Haltung den Beckenboden verschließen.
Genieße die Verbindung Deiner beweglichen mittleren Achse mit dem Boden.
Achte dabei auf die absolute Lösung im Nacken, in den Schultern, den Armen und den Händen.

Als wäre am Nabel ein Faden befestigt, rollst Du Wirbel für Wirbel Deiner
beweglichen Achse, der Wirbelsäule, in die Höhe.
Spanne den Bogen vom Schambein bis zum Brustbein genußvoll bis zu seinem äußersten Punkt.
Die Kraft, die Du für diese Spannung brauchst, wächst aus dem vertrauensvollen Ablegen des Nackens, der Schultern, der Arme und der Hände. In
diesem Körperbogen bist Du vollkommen gelöst.
Atme dabei tief in das Becken hinein.
Vielleicht kannst Du wahrnehmen, wie aus dem Becken heraus ein Gefühl
von Freiheit bis in den Brustraum hineinwächst.

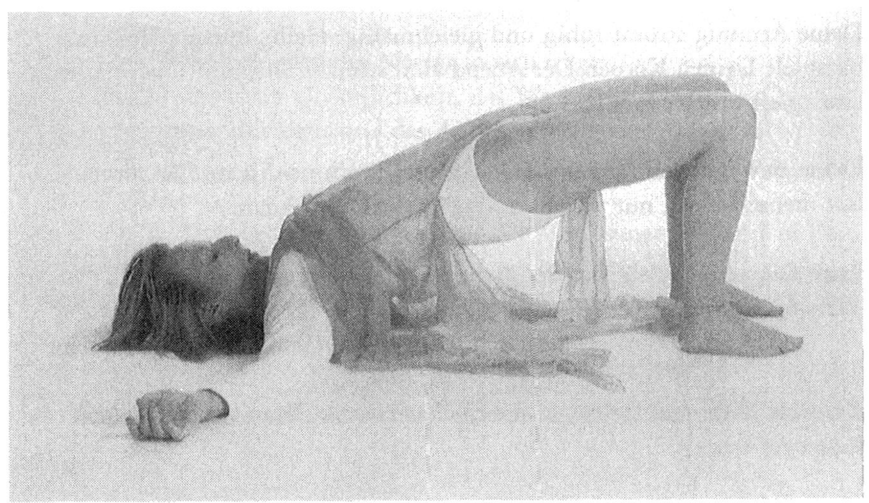

Sobald die Spannung anfängt zu brechen und zur Belastung wird, rollst Du
langsam, Wirbel für Wirbel, ab, so, als wäre Deine Wirbelsäule eine wertvolle Perlenkette, die Du, Perle für Perle, durch Deine Finger auf den
Boden gleiten läßt.
Dann entspannst Du vollkommen und spürst nach.
Gebe jede Spannung aus dem Brustbein-Schambein-Bogen in den Boden
ab.

Möchtest Du die Übung gleich im Anschluß wiederholen, so vollziehe
jeden einzelnen Schritt gemächlich und bewußt.

Das Meeresrauschen

Suche Dir einen Ort der Ruhe, lege Dich auf den Rücken.
Gebe Spannung aus Geist und Körper ab und lasse
mit jedem Atemzug Gelassenheit wachsen.

In der Phantasie reist Du zum Meer; es ist ein früher Sommerabend. Barfuß gehst Du am Strand entlang. Manchmal werden Deine Füße durch das kühlende Wasser erfrischt.

Deine Atmung strömt ruhig und gleichmäßig. Helle, luftige Kleidung umspielt Deinen Körper. Der Abendwind streicht Dir sanft über die Haut und spielt mit Deinen Haaren.

Deine Bewegungen fühlen sich leicht und geschmeidig an. Der Strand ist fast menschenleer, nur vereinzelt begegnest Du jemandem.

Lasse Dich eine Weile von der Freude an der Bewegung und der fließenden Atmung tragen;
bis Dir ein Ort am Strand auffällt, der Dich einlädt, zu verweilen.

Du setzt Dich und spürst, wie der weiche, warme Sand sich an Deinen Körper schmiegt.

Dein Blick wandert auf das Meer, und Du beobachtest, wie die Wellen aus der Unendlichkeit des Meeres erwachsen, ihren Höhepunkt finden, sich überschlagen, um sich schließlich wieder in der Unendlichkeit zu verlieren.

Dein Blick und Dein Geist fallen tief in diesen Zyklus hinein, Deine Atmung verschmilzt mit dem Rhythmus des Meeres.

Mit der Einatmung folgst Du dem Aufbau einer Welle und an ihrem Höhepunkt nimmst Du wahr, wie Dein Ausatemimpuls einsetzt.
Du wirst ganz eins mit dem Meer,
das Rauschen des Meeres nimmt Deine Ohren gefangen.
Ein leichter Salzgeschmack legt sich auf Deine Zunge.

Tief in Dir spürst Du eine Verbindung mit dem Meer, jeder Atemzug
erreicht reinigend und erfrischend das Atemzentrum unterhalb des Nabels.

Nun löse Dich ein wenig von dem Meer, schaue Dich um -
da fällt Dir eine große Muschel auf, die vor Dir im Sand liegt.

Nimm sie in die Hände und begreife, befühle, empfinde sie in ihren mate-
riellen Eigenschaften.

Harmonisch schmiegen sich Hand und Muschel aneinander.
Lege die Muschel an ein Ohr.

Höre, wie sie das Rauschen des Meeres in sich trägt:
die Weisheit von Unendlichkeit, das Wachsen aus der
Unendlichkeit und das Auflösen in ihr.

Lausche gelassen in die Muschel hinein.
Höre, wie die Muschel eine Botschaft aus der Meeresunendlichkeit in Dein
Ohr flüstert.
Es kann ein Wort, ein Satz, ein Name, vielleicht auch ein Gefühl oder eine
Empfindung sein.

Bleibe gelassen, atme tief und höre die Stimme Deiner Muschel.

Nimm sie als Hinweis aus Deiner "Meeresmuscheltiefe" dankbar an.

Dann legst Du die Muschel zurück an
ihren Platz.

Bereichert, gelassen und ruhig trittst Du
Deinen Rückweg an.

Kehre langsam in Deine reale Umgebung zurück, atme tiefer ein als aus,
recke und strecke Dich und öffne die Augen.

Sonntag

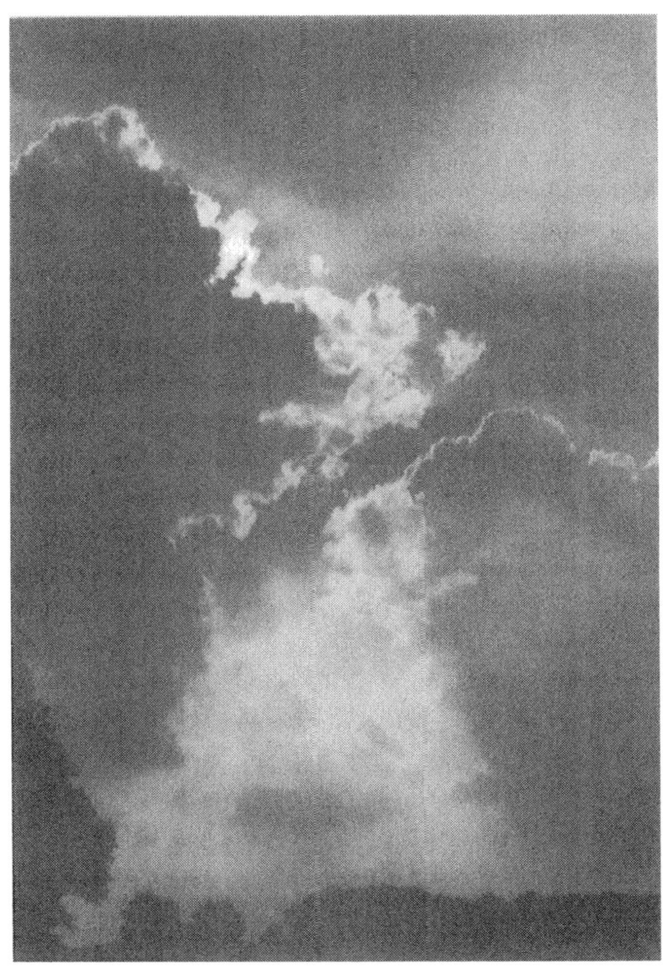

Ich weiß, viel ist zu tun.
Aber nichts tun
und alles geschehen lassen
ist nötiger.
Ist mehr.

(Jörg Zink)

Sonntag ist der Feier-Tag, die Ruhe nach dem Sturm der Woche.

Wenn Du ganz aufmerksam in die Stimmung eines Sonntages spürst, dann nimmst Du es wahr. Alles ist ein wenig ruhiger, leiser, besinnlicher, feierlicher.

Laß dem Sonntag Raum in Dir und um Dich herum, komme in Deinen Aktivitäten zur inneren Ruhe und zum Ausgleich. Das heißt nicht, daß Du Deinen vielleicht unausgefüllten Bewegungsdrang einschränken solltest. Nein, ganz im Gegenteil.

Bewegung im Körper kann den Geist entspannen. Geht es doch darum, sich selbst ins Lot zu bringen, den Ausgleich zwischen geistiger und körperlicher Aktivität zu finden, das Gedankenkarussell und die Reizüberflutung abzuschalten.

Spüre und erfahre das, was Dir gut tut, was Ruhe und positive Gefühle in Dir entstehen läßt.

Ist es die Verbindung zur Natur, die Dich aufnimmt?
Die Natur, die Dir durch ihre Schönheit das Bewußtsein einpflanzt, Teil des harmonischen Ganzen zu sein?
Ist es die Musik, mit deren Klängen Du übers Ohr die Seele berühren kannst?
Oder ist es das Element Wasser, in dem ein wenig von der vorgeburtlichen Schwerelosigkeit schwingt?

Findest Du lieber allein, zu zweit oder mit Mehreren den Ausgleich Deiner wöchentlichen Aktivitäten? Habe auch hier den Mut, Dich für Deine wahren Bedürfnisse einzusetzen.

Im Sonntag den Ausgleich zu den alltäglichen Tätigkeiten zu schaffen, ist ein wichtiger Aspekt; der andere Aspekt, der diesen Tag prägt, ist das Empfinden von Dankbarkeit.

Dankbarkeit, dieses große Gefühl von Wärme, Gelassenheit, Hingabe und
Liebe! Sprich es doch einfach einmal aus und spüre nach, was in Dir entsteht.

Wofür kannst Du dankbar sein?,

Was? -
Da ist das Gefühl, vom Schicksal so hart getroffen worden zu sein, daß Du
keine Dankbarkeit empfinden kannst?
Und was ist mit den vielen kleinen Selbstverständlichkeiten?

Ein kuscheliges Bett in der Nacht,
eine warme Dusche am Morgen,
ein heißes Getränk und ein sättigendes Mahl zum Frühstück.....!

Sind das nicht Geschenke, die wir oft hinnehmen, als wären sie
selbstverständlich?

Der Schwamm

Schaffe Dir einen Ort der Ruhe, an dem Du vollkommen ungestört bist.

Lege Dich auf eine weiche Unterlage. Ist Dir kühl, so hüllst Du Dich in eine Decke ein. Möchtest Du, das Dein Kopf ein wenig erhöht liegt, so wähle ein Kissen, welches Deinen Bedürfnissen entspricht.

Du liegst auf dem Rücken und spürst Deinen Körper allmählich und bewußt durch.

Beginne mit den Füßen, die nun, da sie nicht tragen und halten müssen, bis in die Zehenspitzen hinein ruhen können.

Wandere langsam mit Deiner Aufmerksamkeit die Beine hinauf; lege den kleinsten Bewegungsimpuls ab, so daß auch in den Beinen gelöste Ruhe entsteht.

Du fühlst Dein Gesäß im Kontakt mit dem Boden und nimmst Deinen Rücken in Verbindung mit der Wirbelsäule wahr.
Welche Wirbel Deiner lebendigen, flexiblen mittleren Achse berühren den Boden, und welche nicht? Du beobachtest dies, ohne es zu werten und ohne es verändern zu wollen.

Der Schultergürtel ist weit geöffnet, so daß im Brustraum ein Gefühl von Freiheit entsteht. Die Arme und Hände sind gelassen, sie haben das Festhalten und Bewahren aufgegeben.

Die Hingabe, die daraus entsteht, lächelt aus Deinem Gesicht heraus.
Der Nacken ist entspannt, der Kiefer ist gelöst, ruhige Gelassenheit glättet die Stirn. Dein Körper legt bewußt jede Blockade, jede Verspannung ab.

Spüre, wie allmählich Ruhe und Stille sich auch im Geist verbreiten.
Wandern die Gedanken zunächst noch hin und her, so hänge ihnen ein wenig nach. Ohne sie festzuhalten, entläßt Du sie mit Hilfe einer tiefen Ausatmung.

Nimm wahr, wie Du mit jedem hingebungsvollen Atemzug gelöster, klarer und weicher wirst.
Die Gedanken verblassen, und es legt sich eine licht klingende Stille wie ein warmer Atemhauch über Dich und durchdringt Dich bis in die allerfeinste Schwingung Deiner Selbst.

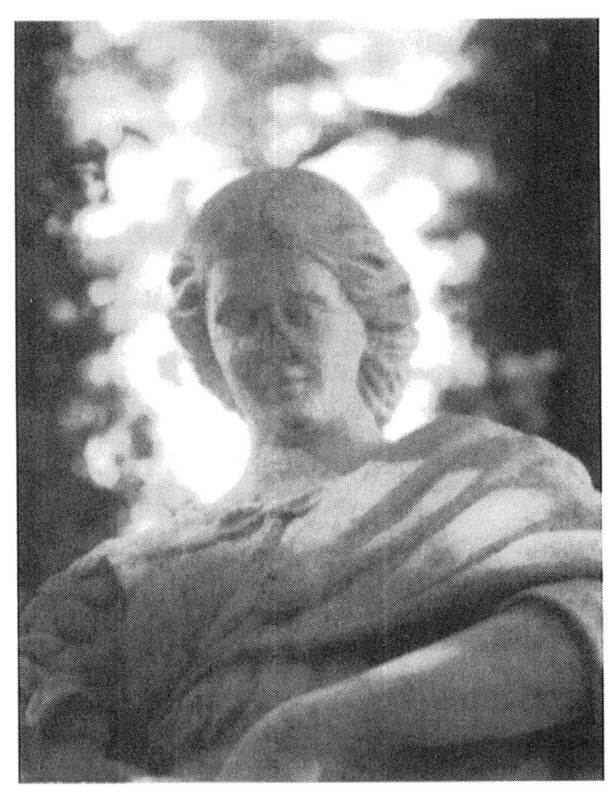

Das ist alles
Du hast aufgehört zu handeln
zu wollen, zu wählen.
Und Du wirst aus der Ferne Zeuge,
wie Frieden und Stille sich senken
und Freude emporsteigt.

(Frédérick Leboyer)

Lichtsprüche der Hoffnung

des Lebens

der Liebe

Gleißend schwebt die Morgensonne
Über dem heißen Sand.
Wüstenstille.

Ein weiterer Tag in unerträglicher
Bewegungslosigkeit liegt vor Dir.
Du drohst, auszubrennen.

Doch da
Hast Du die Ahnung des Windes gesehen,
Die den einsamen Grashalm anhaucht.

Strohhalm

     im Wind

         wiegt sich hin und her

                einsam

                und

                leer.

       hin

   Wiegt sich   und

       her

     einsam und leer.

Und in der Nacht saugt ein er den Mondschein

und siehe

da erwacht er am frühen Morgen

                ohne Sorgen

im Klang der Nachtigall

     freien   des
im   Flug   Adlers.

In tiefer Liebe

schwelge ich zu Dir.
Die Liebe ohne Zeit und Raum
        in dem Wissen von Immerdar.
Die Liebe ohne Sehnsucht
        in dem Bewußtsein ewiger Nähe.
Die Liebe in den dunklen Augenblicken
        in der lichten Sprache des Herzens.

In tiefer Verehrung vor Deinem göttlichen Selbst,
verbeugt sich mein Sein mit dem Hauch eines Kopfnickens.